Ariane Willikonsky

ÜBUNGEN FÜR DEN LAUT »F«

Lautdifferenzierung
Lautanbahnung
Lautstabilisierung

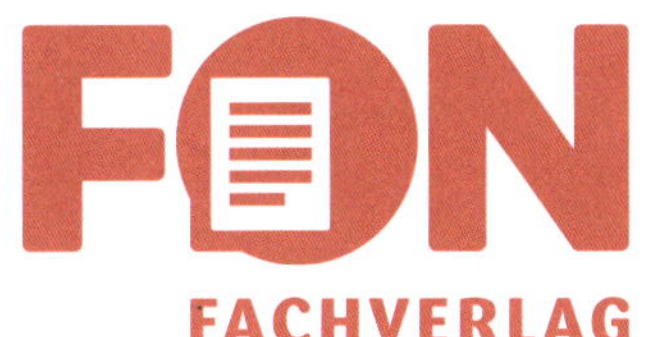

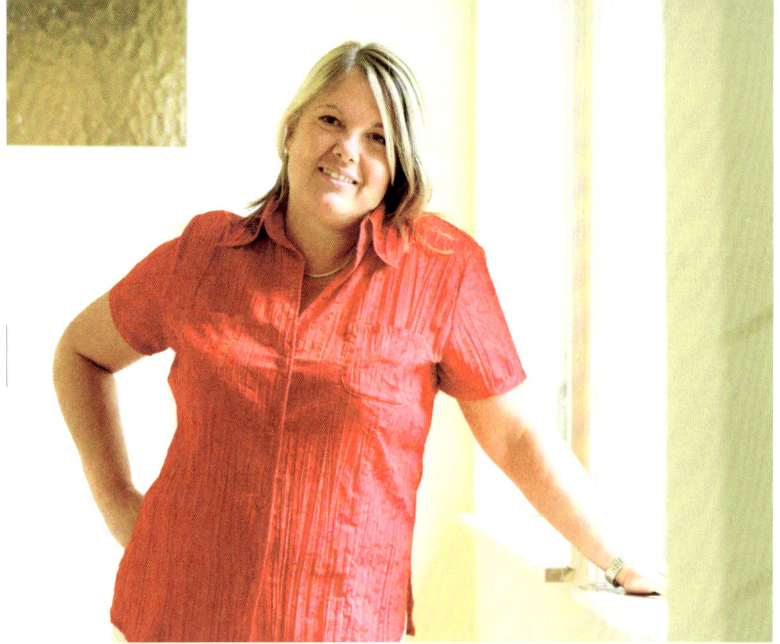

Liebe Eltern, liebe ErzieherInnen, liebe TherapeutInnen,

die Bildung des Lautes F bereitet manchen Kindern im Vorschulalter noch Probleme. Sie lassen ihn aus oder ersetzen ihn z.B. durch P oder H.

Die vorliegende Übungsmappe soll den Kindern den Erwerb des Lautes F spielerisch erleichtern. Die Übungen eignen sich zum Einsatz in der Sprachtherapie, im Kindergarten, z.B. im Vorschulunterricht oder zur Unterstützung des Lese- und Schreiberwerbs in der Grundschule. Sie sind aber leicht umsetzbar und können daher auch Zuhause den Lauterwerb unterstützen. Keinesfalls können sie jedoch bei einer Sprachentwicklungsverzögerung eine logopädische Behandlung ersetzen, sondern diese allenfalls ergänzen.

Dies ist ein praktisches Übungsheft für Kinder, daher habe ich auf Fachtermini verzichtet. Die wichtigsten Hinweise für Eltern, Pädagogen und Therapeuten finden Sie aber in Kurzform jeweils unterhalb der Übung bei der Zielangabe.

Bei Fragen und Anliegen, können Sie sich jederzeit auch persönlich an mich wenden.

Ich wünsche allen Kindern viel Freude beim Spielen, allen Eltern, Lehrerinnen, Erzieherinnen und Therapeutinnen einen großen Lehrerfolg. Das vorliegende Arbeitsmaterial möge Sie in Ihrer Arbeit unterstützen.

Herzliche Grüße
Ariane Willikonsky

Die Autorin ist wie folgt erreichbar:

FON Institut
Marktplatz 3
70372 Stuttgart
Telefon: 0711 8826888
www.foninstitut.de
info@foninstitut.de

Inhalt

Informationen zur F-Lautbildung

Die Artikulation des Konsonanten **F** bereitet Kindern im Vorschulalter manchmal noch Probleme.

Beispiele:

1. **Auslassungen**
   Isch statt Fisch
2. **Lautvertauschung**
   Pisch statt Fisch
3. **Fehlbildungen**
   Der Laut klingt nicht korrekt.

Wichtig ist, dass das Kind in der Lage ist, den Laut **F** von anderen Lauten z.B. dem P zu unterscheiden. Spätestens bis zum 4. Lebensjahr sollte das Kind in der Lage sein, den Laut fehlerfrei auszusprechen. Es sollte daher auf jeden Fall ein Logopäde hinzugezogen werden, wenn Probleme bei der Lautdifferenzierung auftreten, oder das Kind den Laut **F** mit 4 Jahren noch fehlbildet.

Aufbau der Übungsmappe

Die Spiele und Übungen sind chronologisch aufgebaut. Begonnen wird mit der Identifizierung und Erkennung des Lautes im Wort, dann wird an der Differenzierung zu anderen Lauten gearbeitet. Im Anschluss daran finden Sie Übungen zur Lautanbahnung, z.B. über mundmotorische Übungen. Die Stabilisierung erfolgt von der Laut- über die Silben- zur Wortebene. Hier wird zunächst das **F** einzeln und im Anlaut geübt, dann im Inlaut und zuletzt im Auslaut. Es folgen Übungen mit **F**-Lautverbindungen /Fl, /Fr/und /Pf/. Nun wird an der Übertragung der korrekten Lautbildung auf die Satzebene bis hin zur Textebene gearbeitet. Letztlich erfolgt dann, durch alltagsbezogenes Üben, der Transfer der korrekten Lautbildung in die Spontansprache. Das in der Schriftsprache auftauchende **V**, wird im Anlaut und Auslaut auch häufig **F** gesprochen. Auf diese Besonderheit in der Schriftsprache gehen wir in diesem Heft jedoch nicht ein, da sie für die Lautbildung keine Rolle spielt.

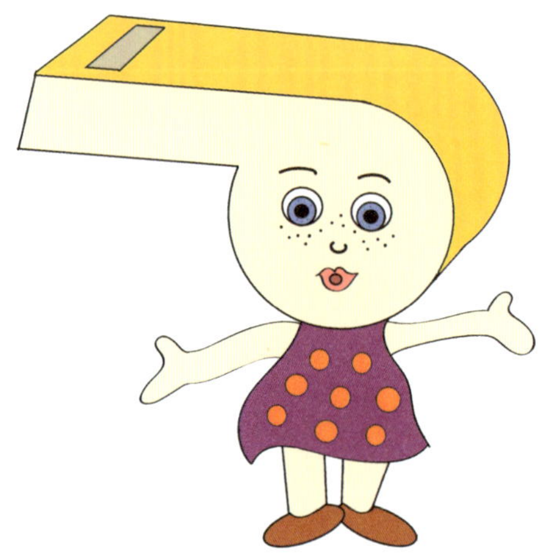

Kleiner F-Test

Übungsanleitung

Bitte sage mir, was du auf den Bildern siehst.

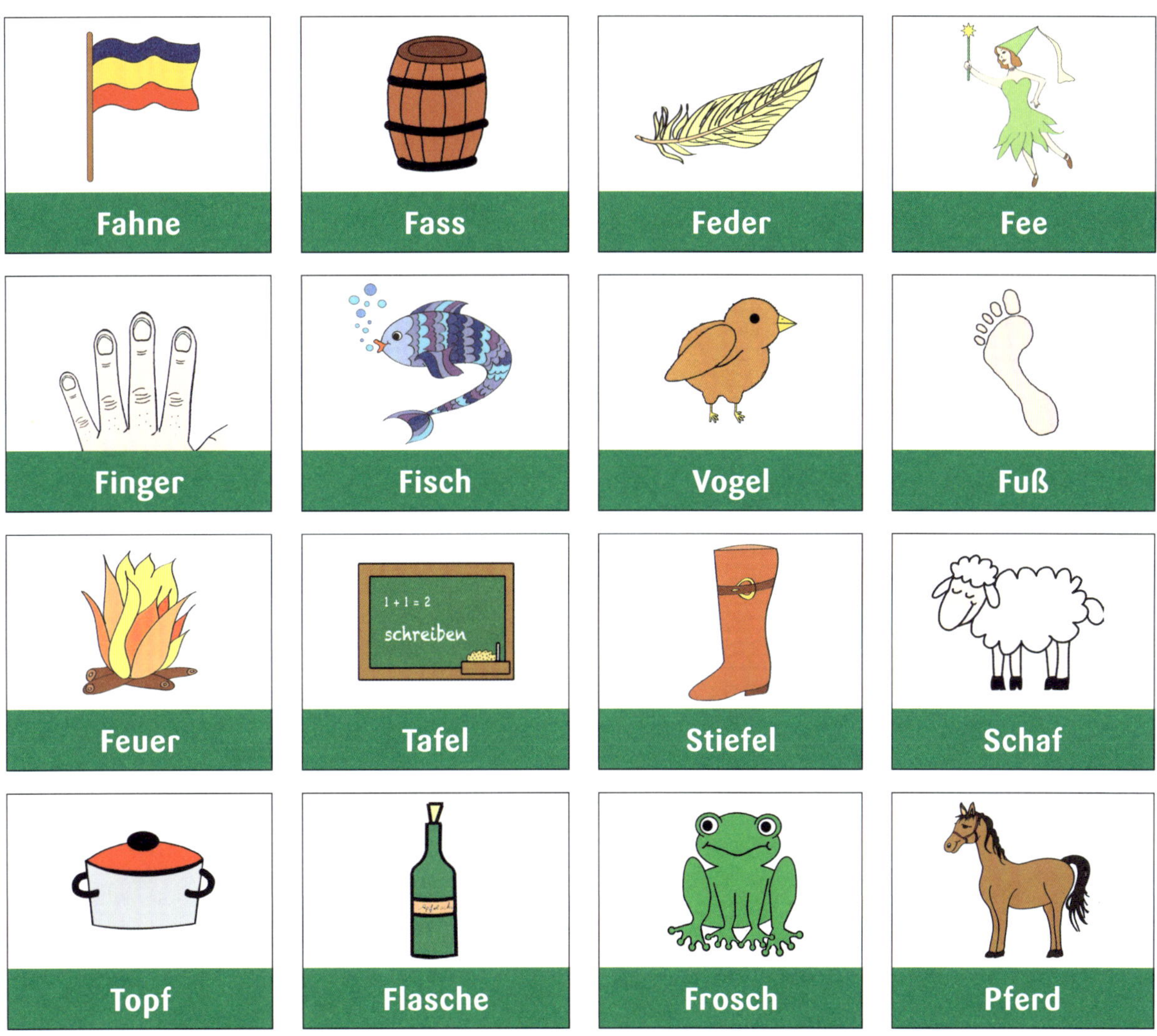

Übungsziel

Der kleine **F**-Test soll Ihnen zeigen, ob und wann das Kind Schwierigkeiten mit der **F**-Bildung hat. Zunächst finden Sie Gegenstände die mit einem **F** beginnen, dann steht das **F** im Inlaut, Auslaut und in Verbindung mit einem Konsonant.

F-Hörgeschichte

Übungsanleitung

Das ist der Fiff, eine Trillerpfeife. Sie bläst mit aller Kraft **ffffff**.
Ich lese dir nun eine Geschichte vor.

Fiff liebt das F

Hallo, ich bin Fiff, ein fleißige Trillerpfeife. Ich pfeife Fußballspiele des FC-Frankfurt, besonders gern mag ich die Jungs der F-Jugend. Ich liebe das **F**. In meinem Namen ist am Anfang und am Ende **F-i-ff**, außerdem muss ich kräftig **fffff** machen, damit ich trillere. Kannst du das auch? Versuche es einmal.

Übungsziel

Ziel dieser Übung ist die Lautwahrnehmung. Das Kind lernt den Laut **F** als Phänomen kennen. Lesen Sie dem Kind die Geschichte vor und betonen Sie dabei ganz besonders das **F**. Das Kind darf den Laut auch ausprobieren. Es geht hier aber noch nicht um eine korrekte Aussprache. Daher korrigieren Sie bei dieser Übung bitte nicht.

Die Fußballspieler der F-Jugend vom FC-Frankfurt

Übungsanleitung

In Frankfurt pfeift die Trillerpfeife Fiff das Fußballspiel der F-Jugend des FC-Frankfurt. Alle Fußballspieler der Mannschaft, erkennst du daran, dass sie ein **F** im Namen haben. Ich lese dir nun die Namen der Fußballspieler unten vor und du sagst mir, ob du ein **F** im Namen hörst oder nicht, ob der Spieler also zur F-Jugend des FC-Frankfurt gehört oder nicht.

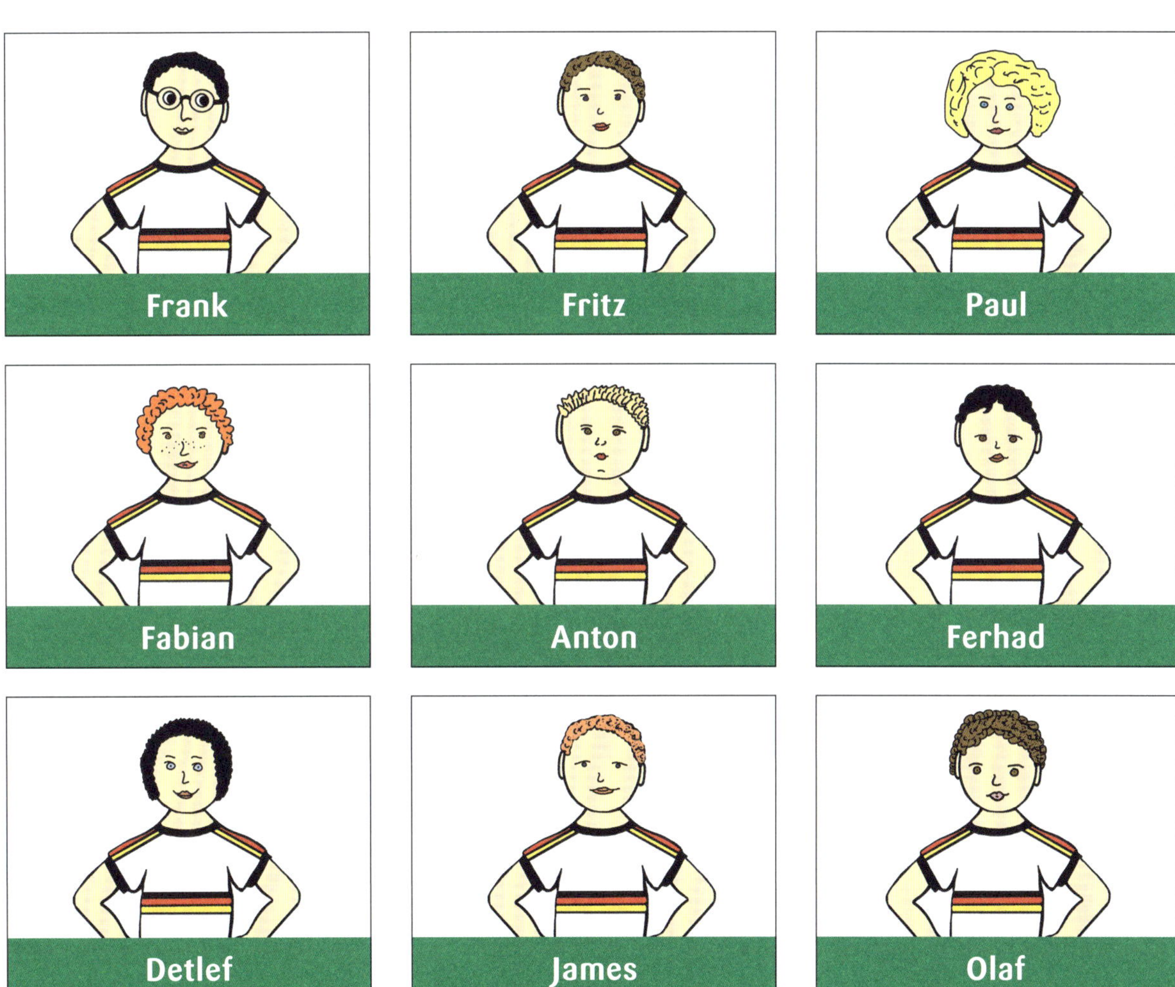

Übungsziel

Das Ziel dieser Übung ist die Erkennung des Lautes **F** in nicht-gegenständlichen Wörtern. Sprechen Sie beim Lesen der Namen ein sehr deutliches **F**.

F-Minimalpaare

Übungsanleitung

Ich sage ein Wort und du zeigst unten auf das entsprechende Bild.

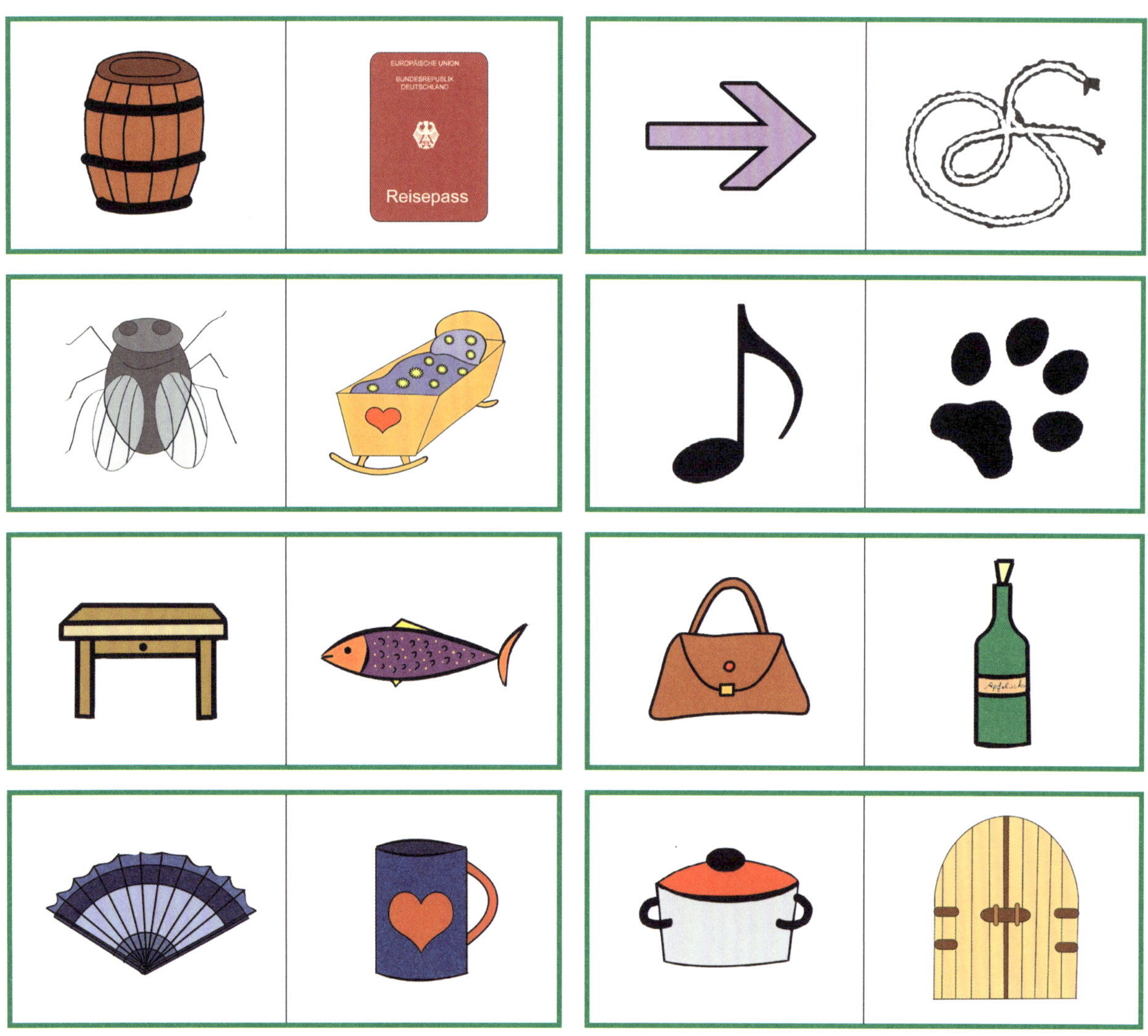

Übungsziel

Ziel dieser Übung ist die Lautidentifizierung und die Lautdifferenzierung.
Das Kind lernt den Laut **F** zu erkennen und von anderen Lauten zu unterscheiden.
Wichtig ist, dass Sie die Worte ungeordnet sagen.
Übungspaare: Fass – Pass, Pfeil – Seil, Fliege – Wiege, Pfote – Note, Fisch – Tisch, Flasche – Tasche, Fächer – Becher, Topf - Tor

Hörst du das F?

Übungsanleitung

Bitte benenne die Bilder und ziehe einen Kreis um alle Dinge, die ein **F** enthalten.

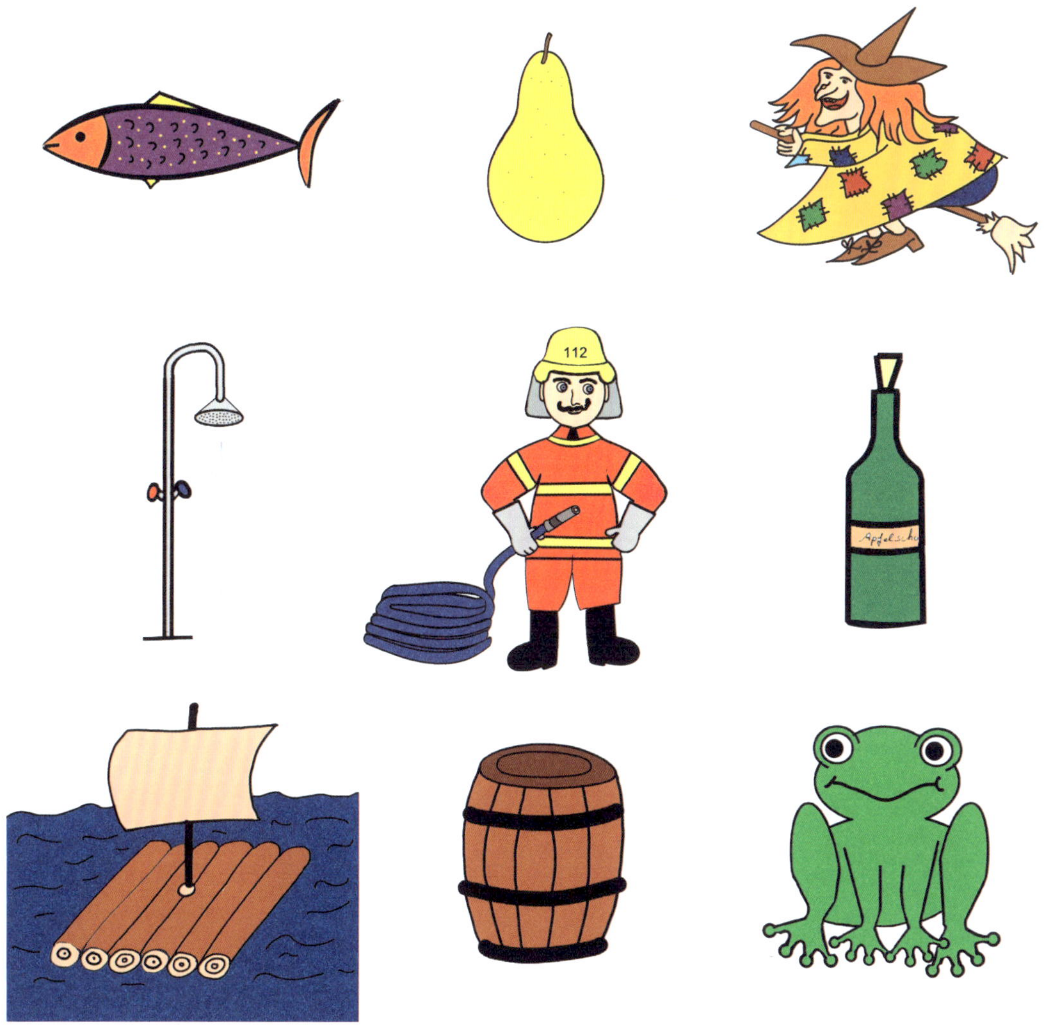

Übungsziel

Die Übung zeigt, ob es dem Kind gelingt, das **F** heraus zu hören.

Fußballregeln

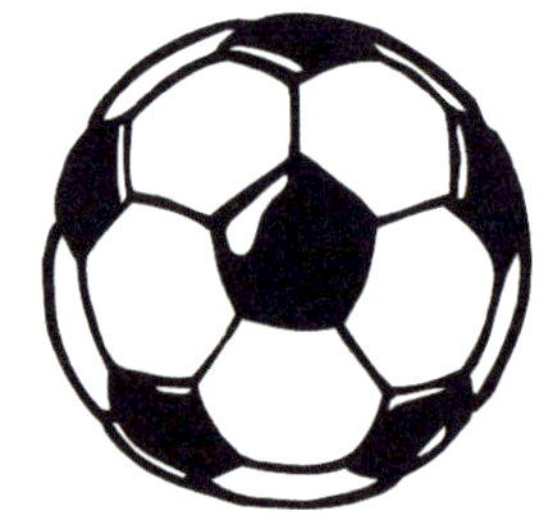

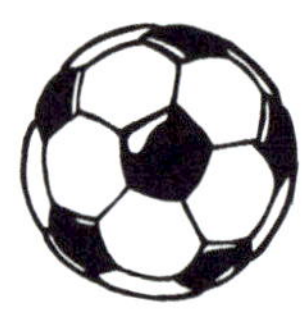

Übungsanleitung

Ich lese dir ein paar Fußballregeln vor.
Du sollst immer ganz laut klatschen, wenn du ein **F** hörst.

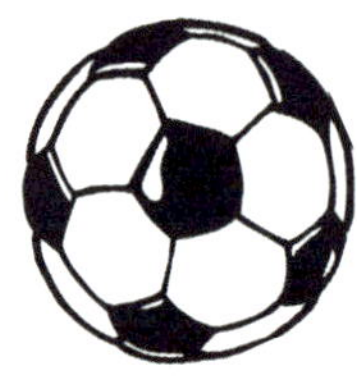

Fußball wird in 2 Halbzeiten gespielt, dazwischen gibt es eine kurze Erholungspause. Wird das Spiel, z.B. wegen **V**erletzungen, **v**erzögert, kann der Schiedsrichter die **v**erlorene Zeit nachholen lassen. In jeder Mannscha**f**t gibt es einen Spiel**f**ührer. **V**on beiden Mannscha**f**ten geht dieser **v**or dem Anpfi**ff** des Spiels zum Anstoßpunkt. Dort steht auch der Schiedsrichter, wenn er p**f**ei**f**t beginnt das Spiel. Durch un**f**airen Körpereinsatz kann ein Frei- oder Stra**f**stoß **v**erursacht werden. Der **F**rei- oder Stra**f**stoß dar**f** erst dann ausge**f**ührt werden, wenn der Schiedsrichter pfei**f**t. Wenn sich ein Spieler im Moment der Ballabgabe am nächsten zum Tor be**f**indet, steht er im Abseits. Abseits wird, wie ein **F**oul, durch **F**reistoß bestra**f**t.

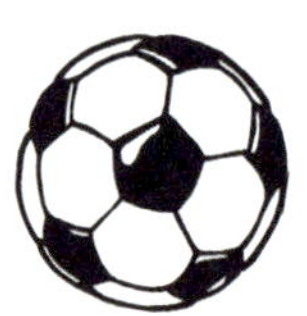

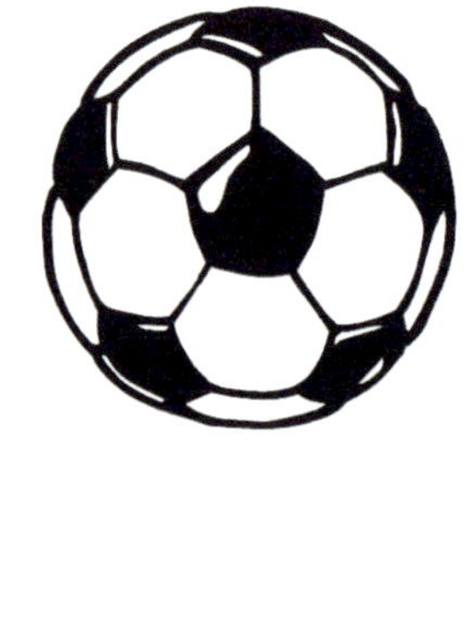

Übungsziel

Ziel dieser Übung ist die Lautidentifikation. Das Kind lernt den Laut aus der Sprache herauszuhören. Lesen Sie dem Kind hierfür die Geschichte vor und sprechen Sie dabei jedes **F** ganz laut und deutlich.

Wo hörst du das F?

Übungsanleitung

Ich spreche dir nun einige Worte vor. Du sagst mir, wo du ein **F** gehört hast, am Anfang, in der Mitte oder am Ende des Wortes. Wenn du dir sicher bist, darfst du ein Kreuzchen an die entsprechende Stelle unter das Bild setzen.

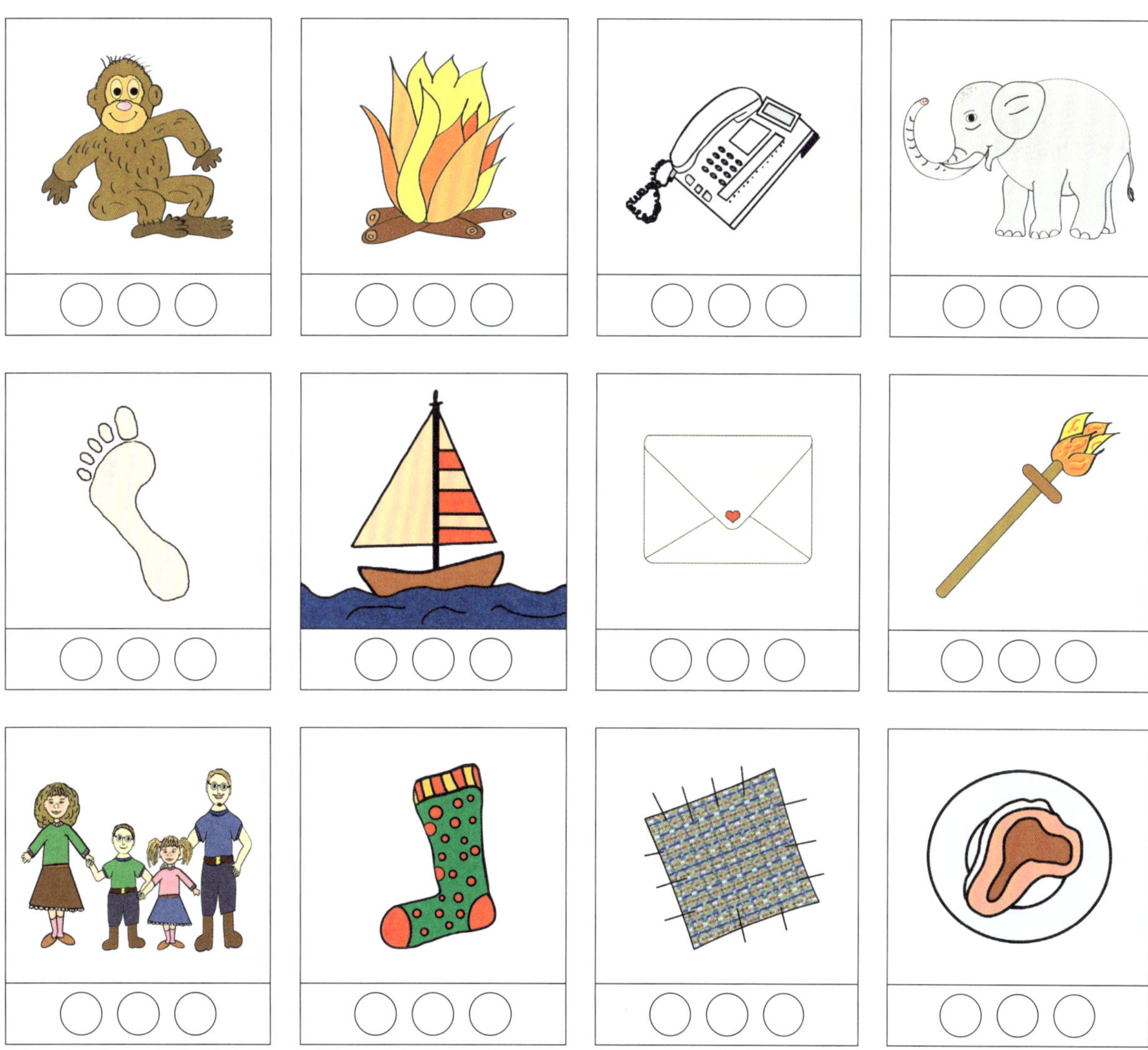

Übungsziel

Das Ziel dieser Übung ist die Lautanalyse. Die Übung zeigt, ob es dem Kind gelingt zu hören, an welcher Stelle in einem Wort sich der Laut **F** befindet.
Übungsworte: Affe, Feuer, Telefon, Elefant, Fuß, Schiff, Brief, Fackel, Familie, Strumpf, Flicken, Fleisch

Mundmotorik mit Fiff-Lippenübungen

Übungsanleitung

Fiff kann tolle Grimassen machen. Kannst du das auch? Probiere es einmal.

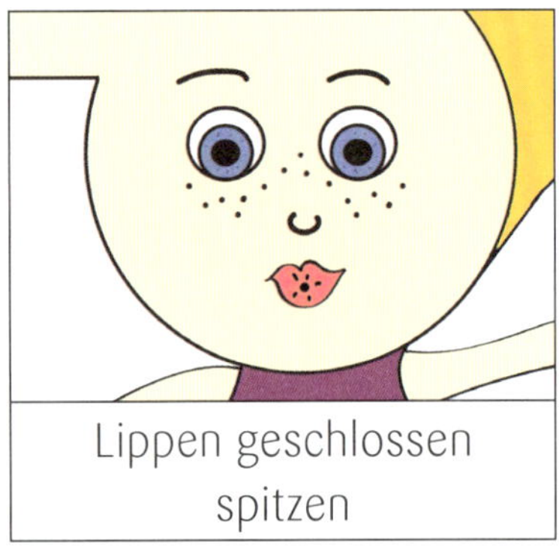
Lippen geschlossen spitzen

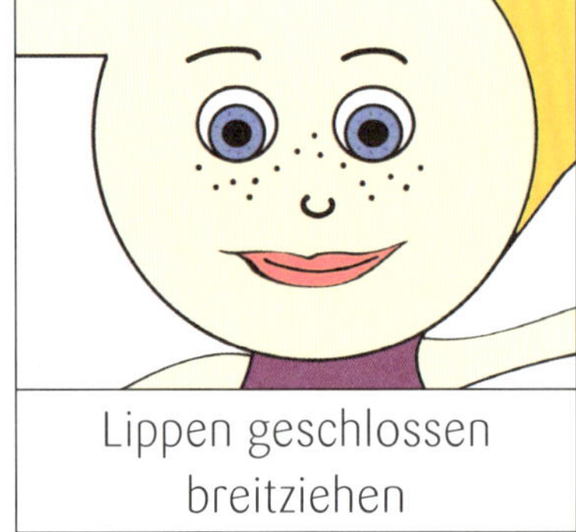
Lippen geschlossen breitziehen

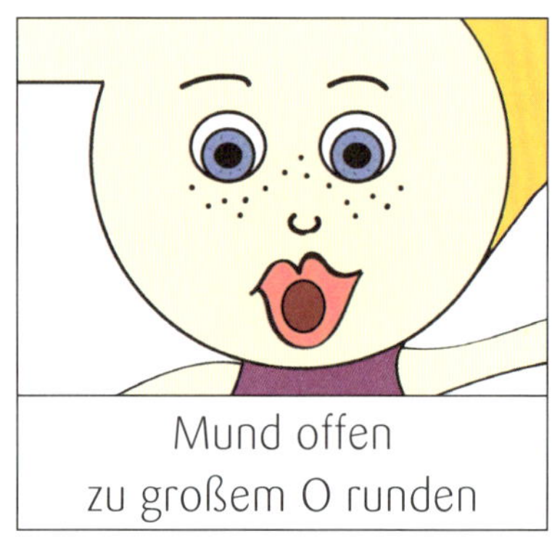
Mund offen zu großem O runden

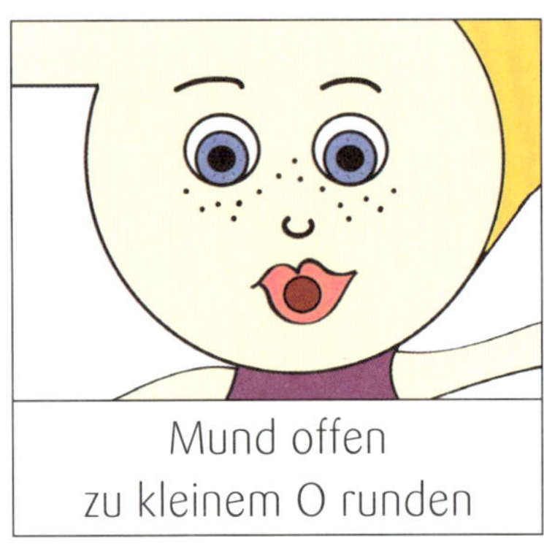
Mund offen zu kleinem O runden

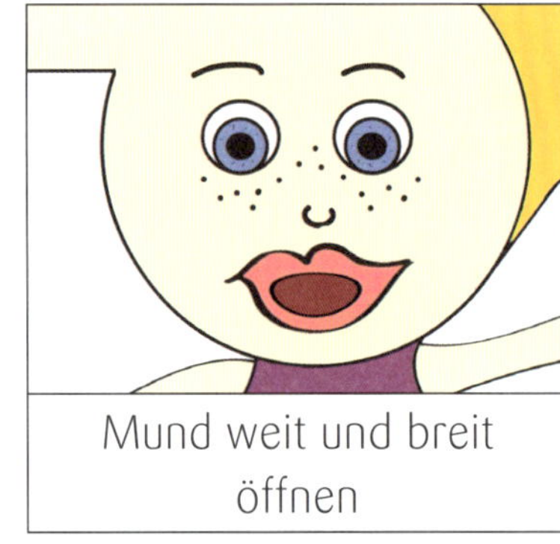
Mund weit und breit öffnen

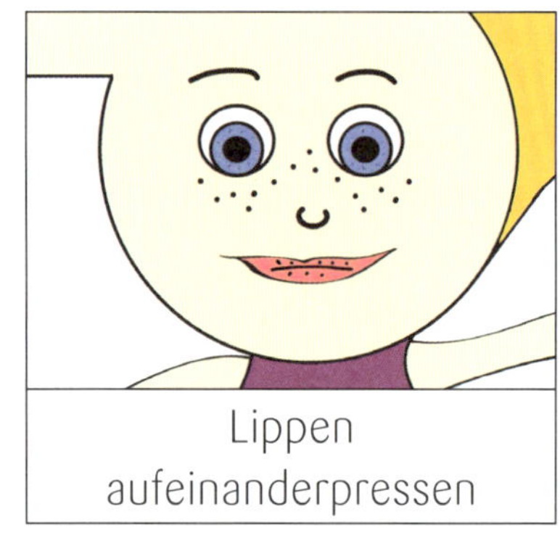
Lippen aufeinanderpressen

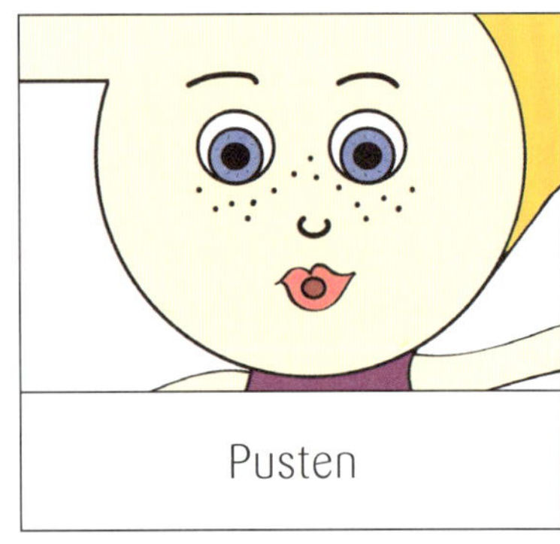
Pusten

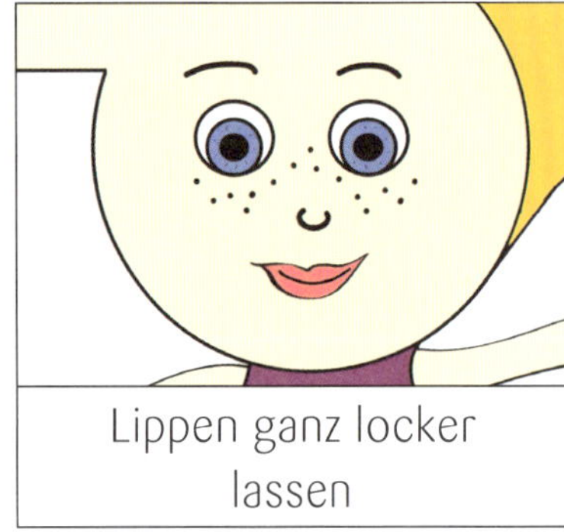
Lippen ganz locker lassen

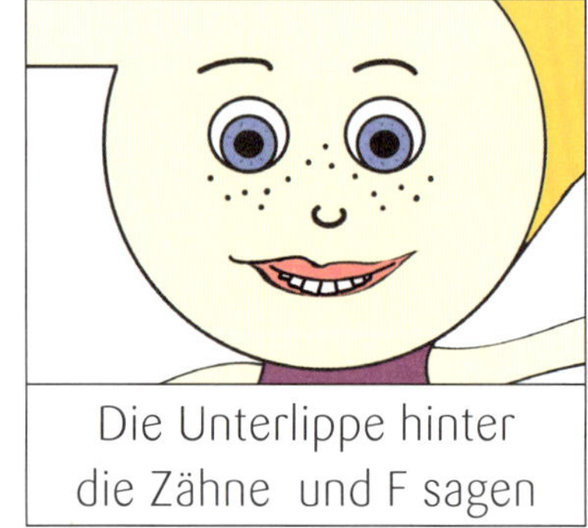
Die Unterlippe hinter die Zähne und F sagen

Übungsziel

Lautvorbereitung über mundmotorische Übungen. Für die Bildung des **F** sollte das Kind insbesondere sicher in der Lage sein, die Unterlippe hinter die oberen Schneidezähne zu bewegen und zu pusten.

Pustefußball

Übungsanleitung

Wir nehmen nun ein Stück Watte oder knüllen aus einem Papierstreifen einen kleinen Ball und spielen Pustefußball. Sieger ist, wer die meisten Tore schießt.

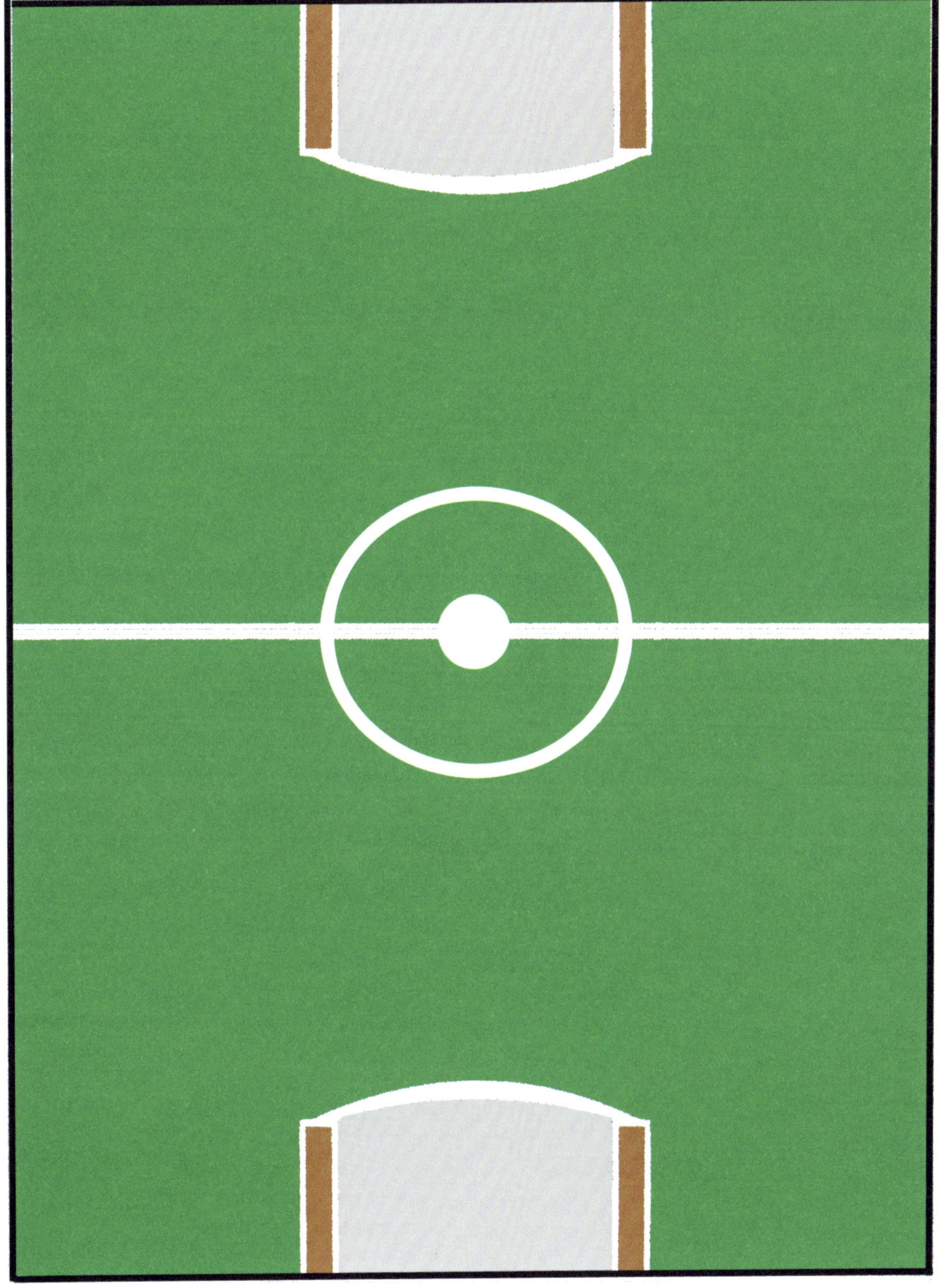

Übungsziel

Anbahnung des Lautes **F** über das Pusten.

Der Anpfiff

Übungsanleitung

Fiff muss beim Spiel der F-Jugend kräftig pfeifen **„fff“**. Hast du auch schon einmal in eine Pfeife gepustet? Versuche es einmal. Du brauchst hierfür keine Stimme, den Ton macht die Pfeife, du musst hierfür nur die Unterlippe hinter die oberen Zähne bewegen und kräftig **„fff“** machen. Für jedes richtige F, darfst du eine Pfeife anmalen.

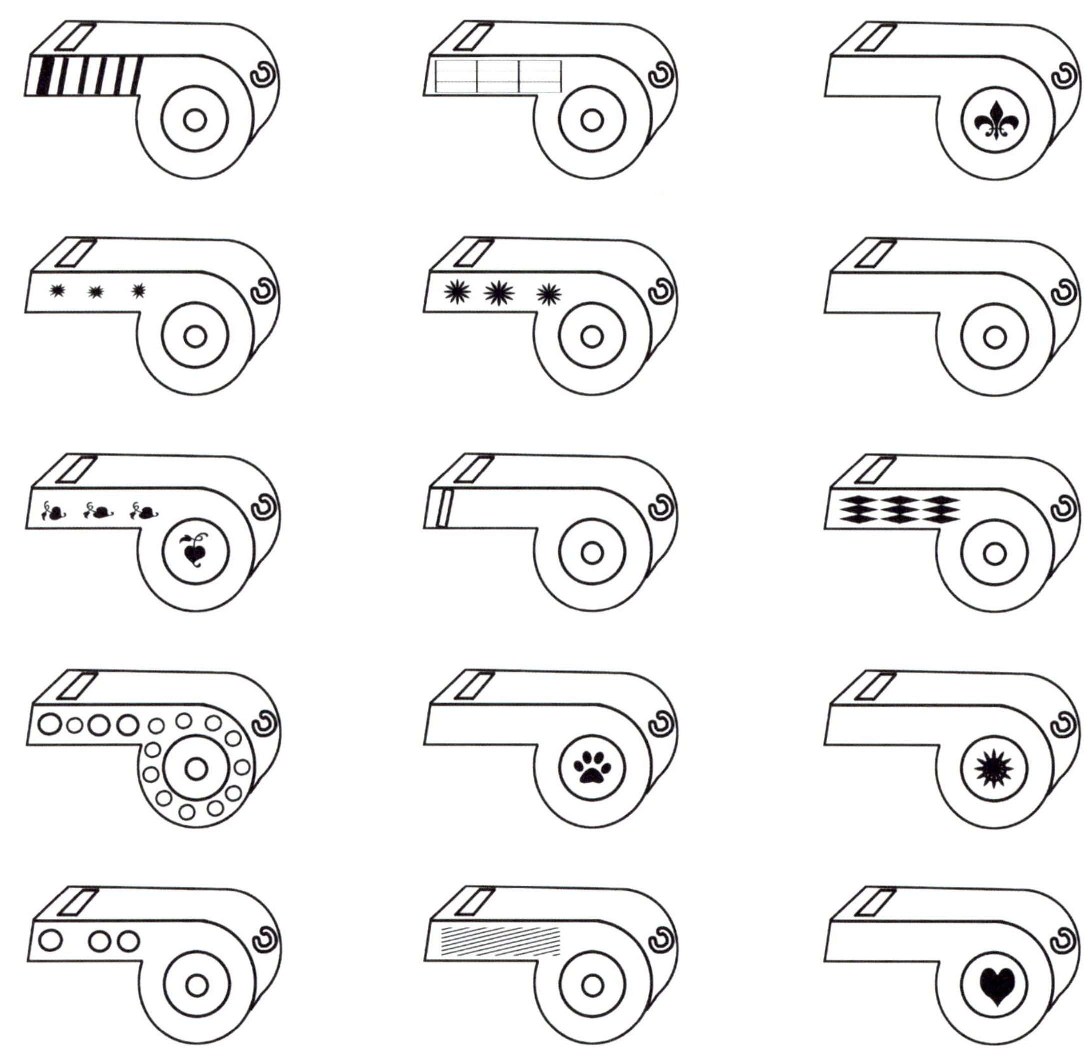

Übungsziel

Stabilisierung des Lautes **F** auf Lautebene.
Die Nachahmung eines Geräusches fällt Kindern oft leichter als die direkte Lautbildung.

Fiff-Spiel

Übungsanleitung

Gespielt wird mit einem Zahlenwürfel. Es wird reihum gewürfelt und über das Spielfeld gezogen. Immer wenn du auf Fiff kommst, musst du **F** machen. Hast du richtig artikuliert, darfst du ein Feld vor, hast du falsch artikuliert, musst du ein Feld zurück. Sieger ist, wer als erster im Ziel ist.

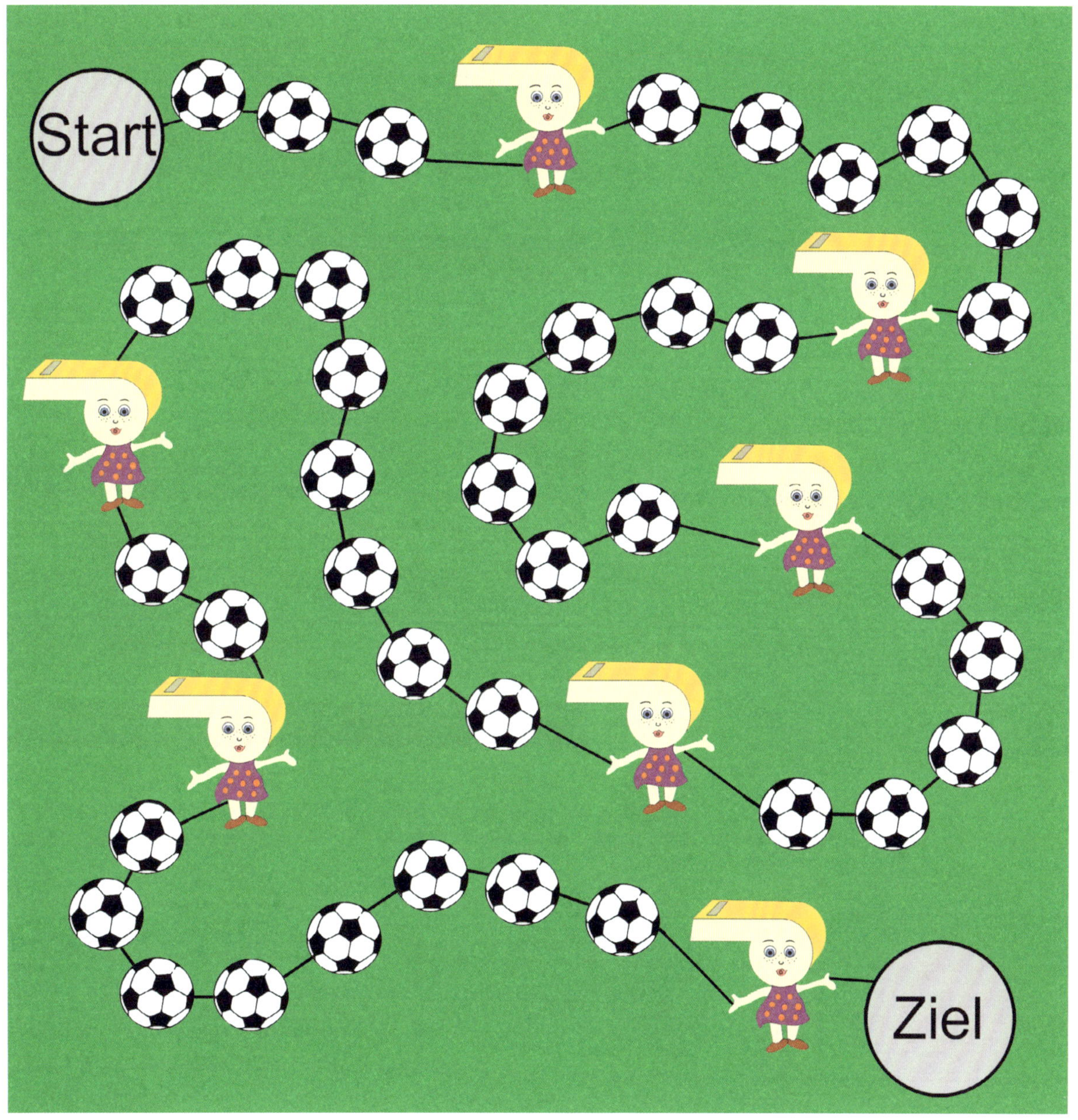

Übungsziel

Ziel dieser Übung ist die Stabilisierung auf Lautebene. Auf die korrekte Lautbildung wird in diesem Spiel nur beim Bilden des **F**, nicht aber in der Spontansprache geachtet.

Auf dem Fußballplatz

Übungsanleitung

Für dieses Spiel brauchst du einen Farbwürfel. Fiff übt das Toreschießen.
Es gibt 6 Übungstore. Tor A, E, I, O, U und Tor Au. Du fährst mit einem Stift den Weg zu den Toren nach und sagst dabei laut die jeweilige Silbe, also fa, fe, fi, fo, fu oder fau.

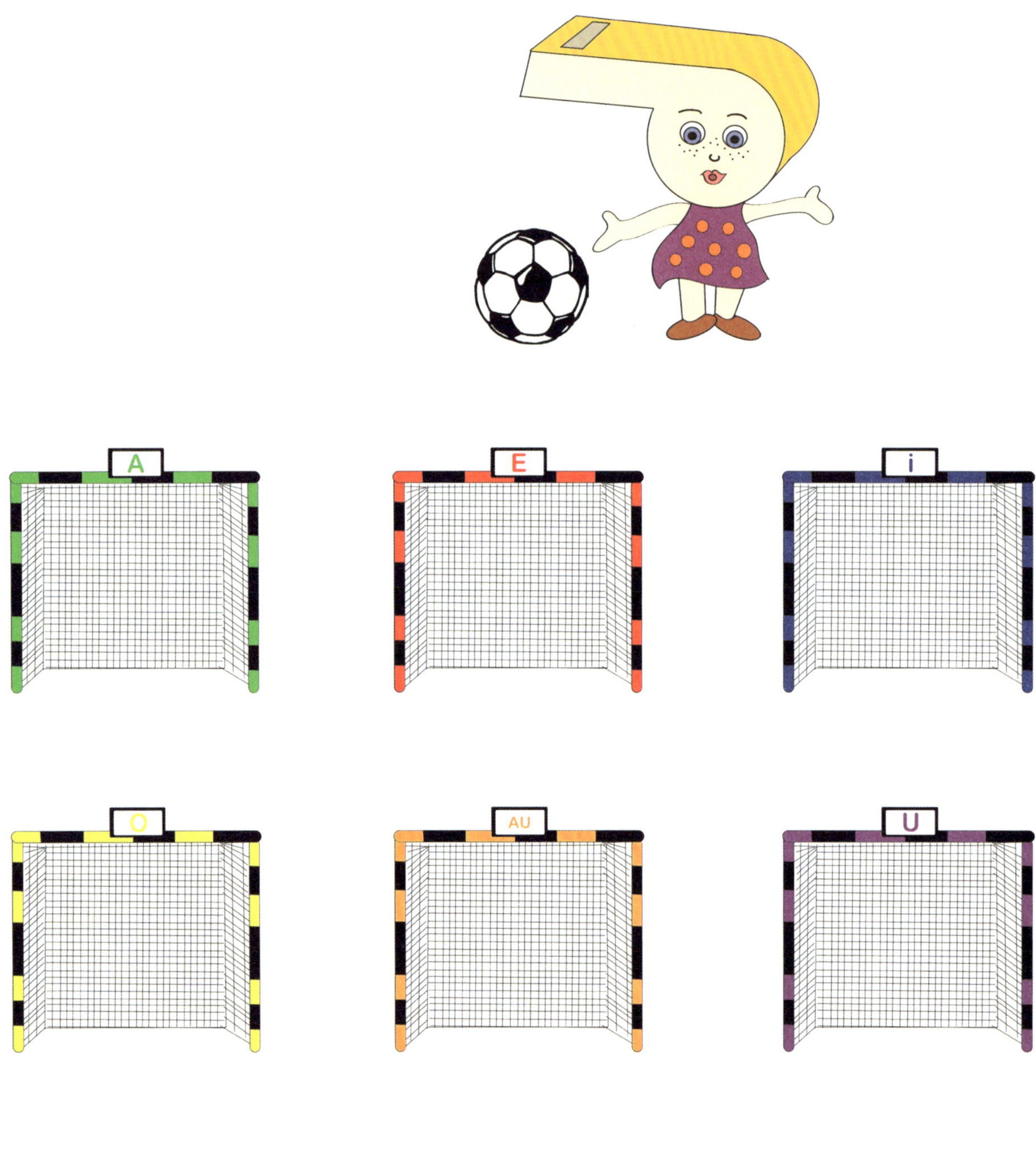

Übungsziel

Stabilisierung des Lautes **F** auf Silbenebene.

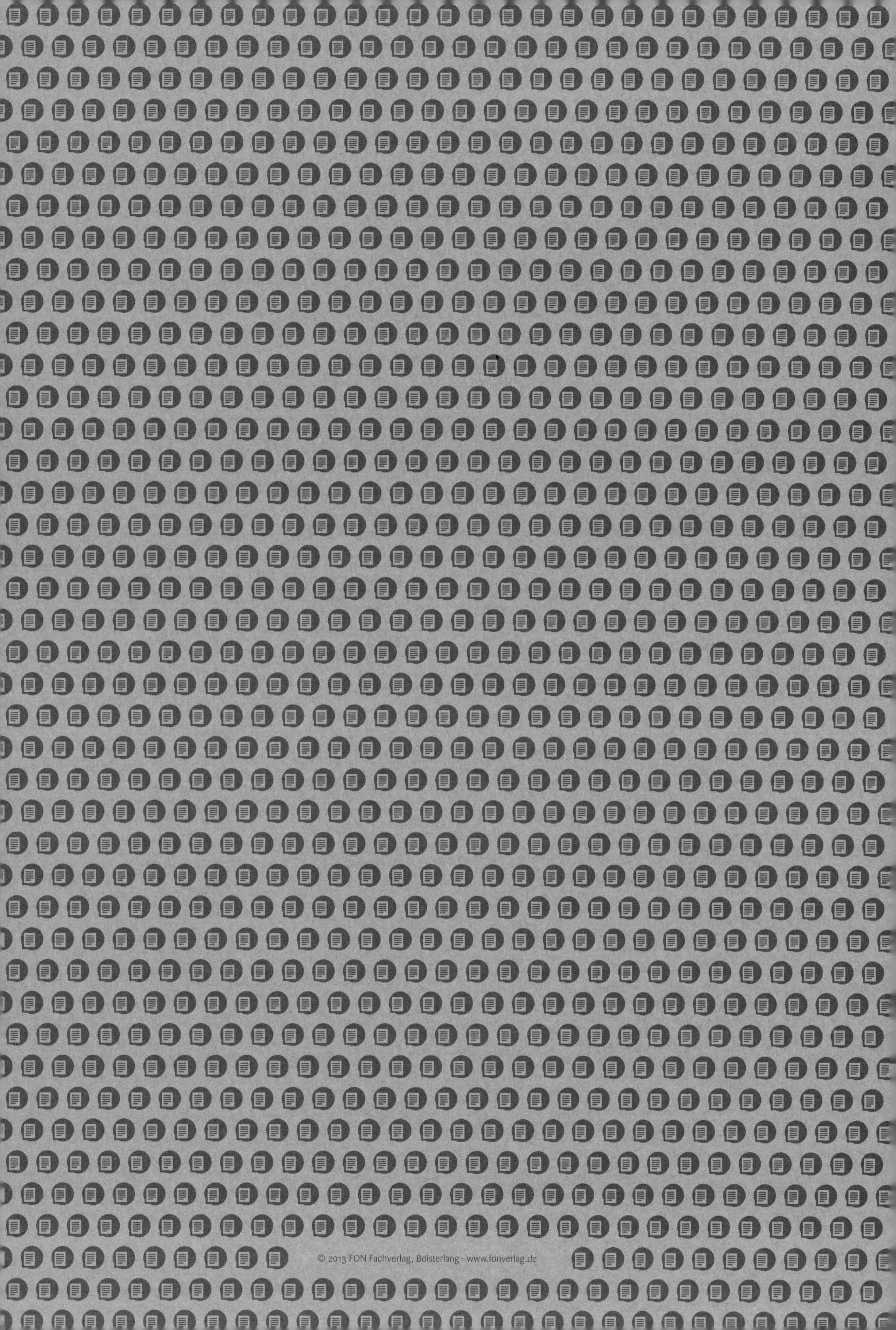

F-Anlautbilder

Übungsanleitung

Schneide die Kärtchen der Vorlage A aus und anschließend die beiden Bildtafeln B und C. Jeder Spieler bekommt eine Bildtafel. Die Kärtchen werden nun gemischt und in einem Stapel verdeckt auf den Tisch gelegt. Reihum darf nun ein Kärtchen vom Stapel umgedreht werden. Der Spieler, der ein Bild von seiner Tafel entdeckt, ruft schnell, was auf dem Bildchen zu sehen ist. Sieger ist der Mitspieler, der als erster seine Bildtafel füllen kann.

A

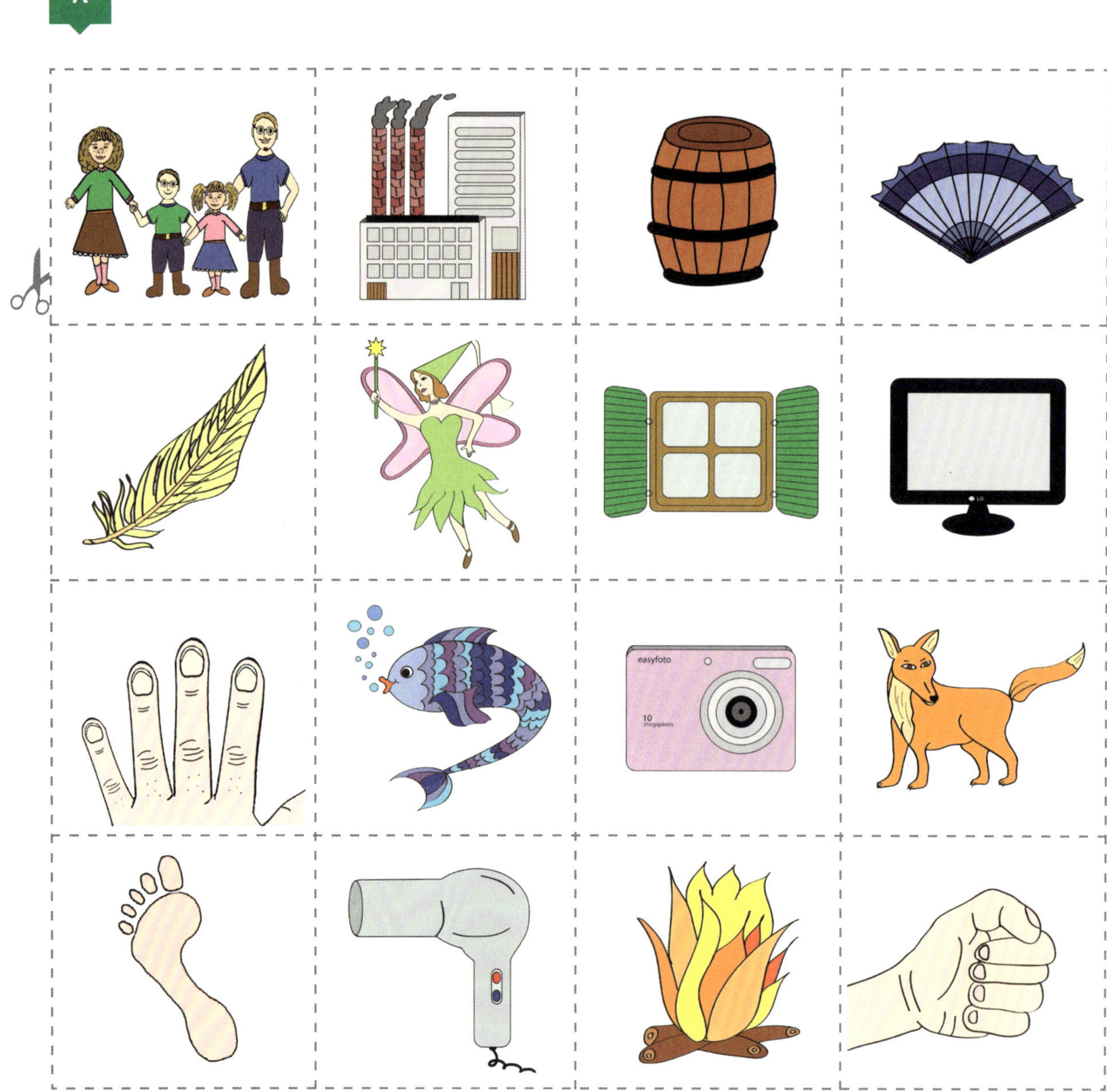

Übungsziel

Stabilisierung des Lautes **F** auf Wortebene im Anlaut vor Vokal.
Übungsworte: Fabrik, Familie, Fass. Fächer, Feder, Fee, Fenster, Fernseher, Finger, Fisch, Fotoapparat, Fuchs, Fuß, Fön, Feuer, Faust

B

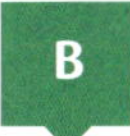

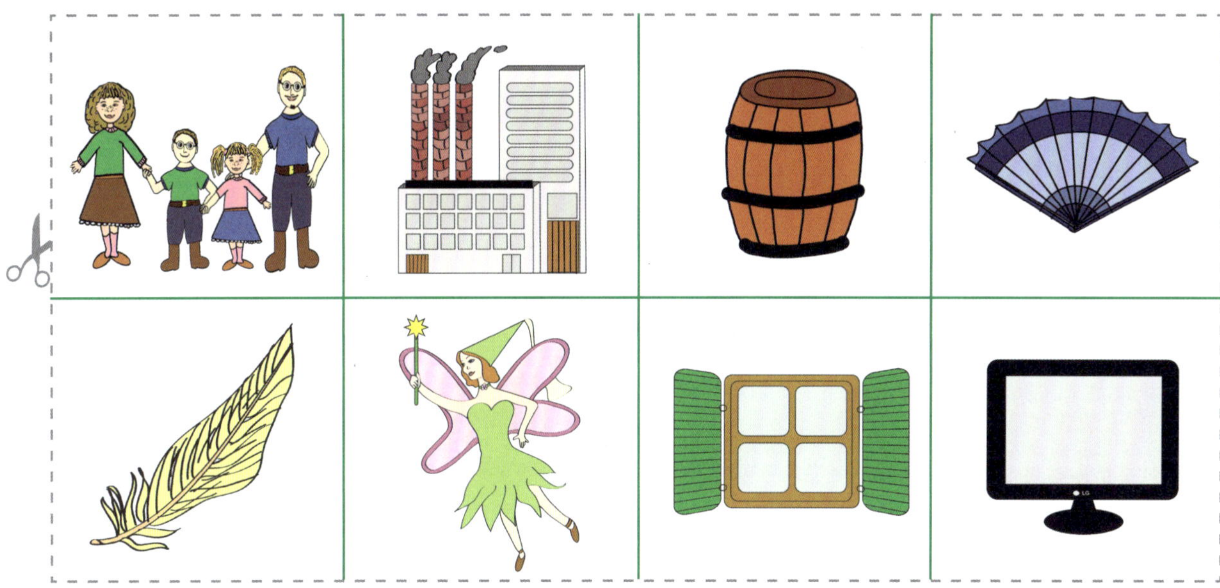

C

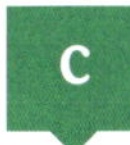

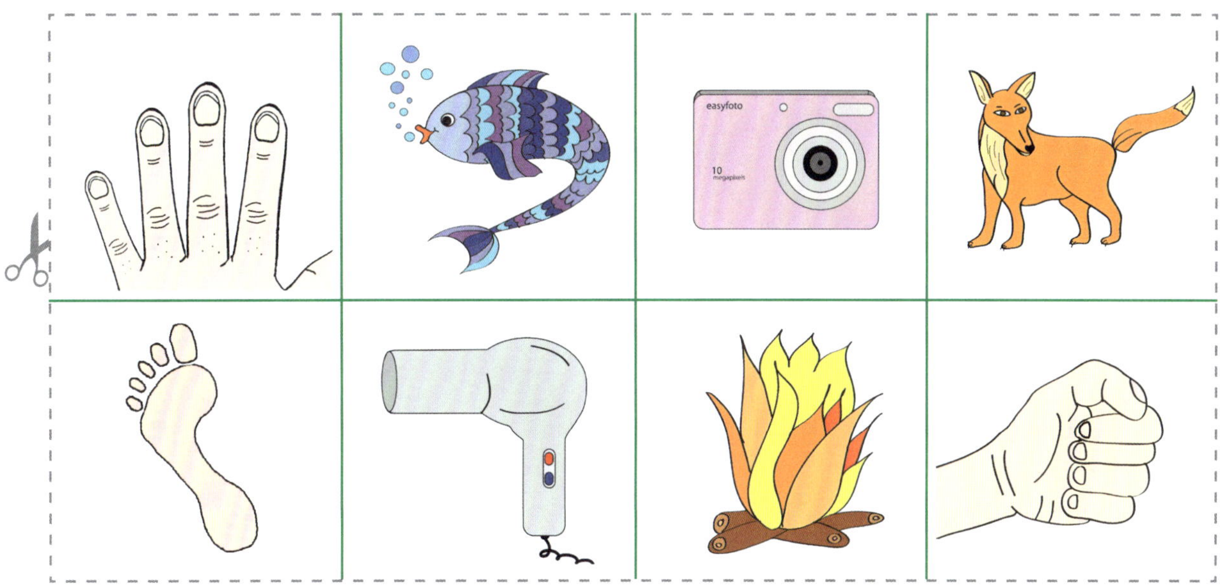

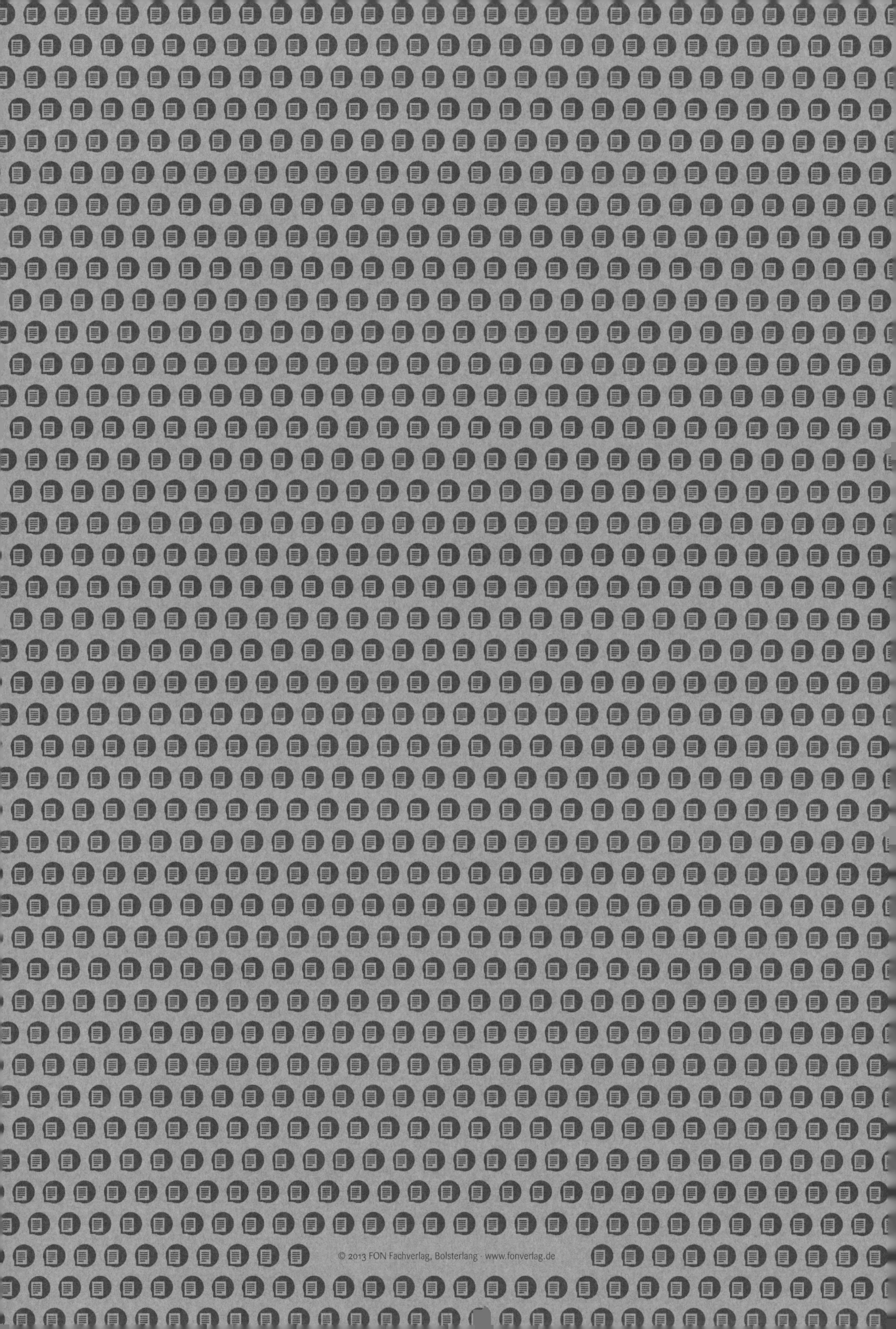

Vier oder Fünf?

Übungsanleitung

Ich frage dich nun ein paar Sachen und und du antwortest immer laut: **„vier“** oder **„fünf“.** Der Spielleiter kann sich natürlich viele weitere Begebenheiten ausdenken.

Wie viele Finger hast du an einer Hand? ________

Wie viele Beine hat eine Kuh? ________

Wie viele Zehen hast du an einem Fuß? ________

Wie viele Beine hat ein Tisch? ________

Wie viele Ecken hat ein Quadrat? ________

Wie viel Schneidzähne hast du? ________

Wie viele Jahreszeiten gibt es? ________

Wie viele Himmelsrichtungen gibt es? ________

Wasser, Erde, Feuer und Luft sind die ________ Elemente.

Gegenüber der Zwei ist auf dem Würfel die ________ .

Wie viele Räder hat ein Auto? ________

Wie viele Asse gibt es in einem Kartenspiel? ________

Wie viele Wände hat ein Zimmer? ________

5

4

5

4

5

Übungsziel

Stabilisierung des Lautes **F** auf Wortebene im Anlaut.

Papagei
F-Übungswörter

Übungsanleitung

Ich lese dir nun Wörter vor und du bist der Papagei und sprichst sie mir einfach nach.

A:
Fabel, Fabrik, Fach, Fackel, Faden,
Fahne, Fahrer, Fahrrad, Fahrzeug,
Fakir, Falle, Falte, Falter, Familie,
Fantasie, Farbe, Farm, Fasan,
Fasching, Fass, Fassung, Fax

Vater

E:
Februar, Feder, Fee, Fehler, Feld,
Fell, Felsen, Fenster, Ferien, Ferkel,
Fernseher, Ferse, Fessel, Fest, Fett

Verband, Vergnügen, Verkehr,
Verstand, Vetter

I:
Fibel, Fichte, Fieber, Figur, Film,
Filter, Filzstift, Finger, Fink, Finnland,
Finsternis, Firma, Fisch

Vieh, Viertel

O:
Folge, Folie, Forelle, Form, Forscher,
Foto, Fotograf

Vogel, Vorhang, Vorrat, Volksfest

U:
Fuchs, Fuge, Fund, Funken,
Furcht, Fuß, Fußgänger, Futter

Ä:
Fächer, Fähre

Ö:
Fön

Ü:
Fühler, Füller, fünf,
fünfzehn, fünfzig

Ai/Ei:
Feier, Feige, Feile, Feind

Veilchen

EU/ÄU:
Feuer, Feuerwehr

AU:
Faulheit, Faust

Übungsziel

Stabilisierung des Lautes **F** auf Wortebene vor Vokal. Die Kinder sollen die Worte korrekt wiederholen. Schulkinder können die Worte natürlich selbst lesen.

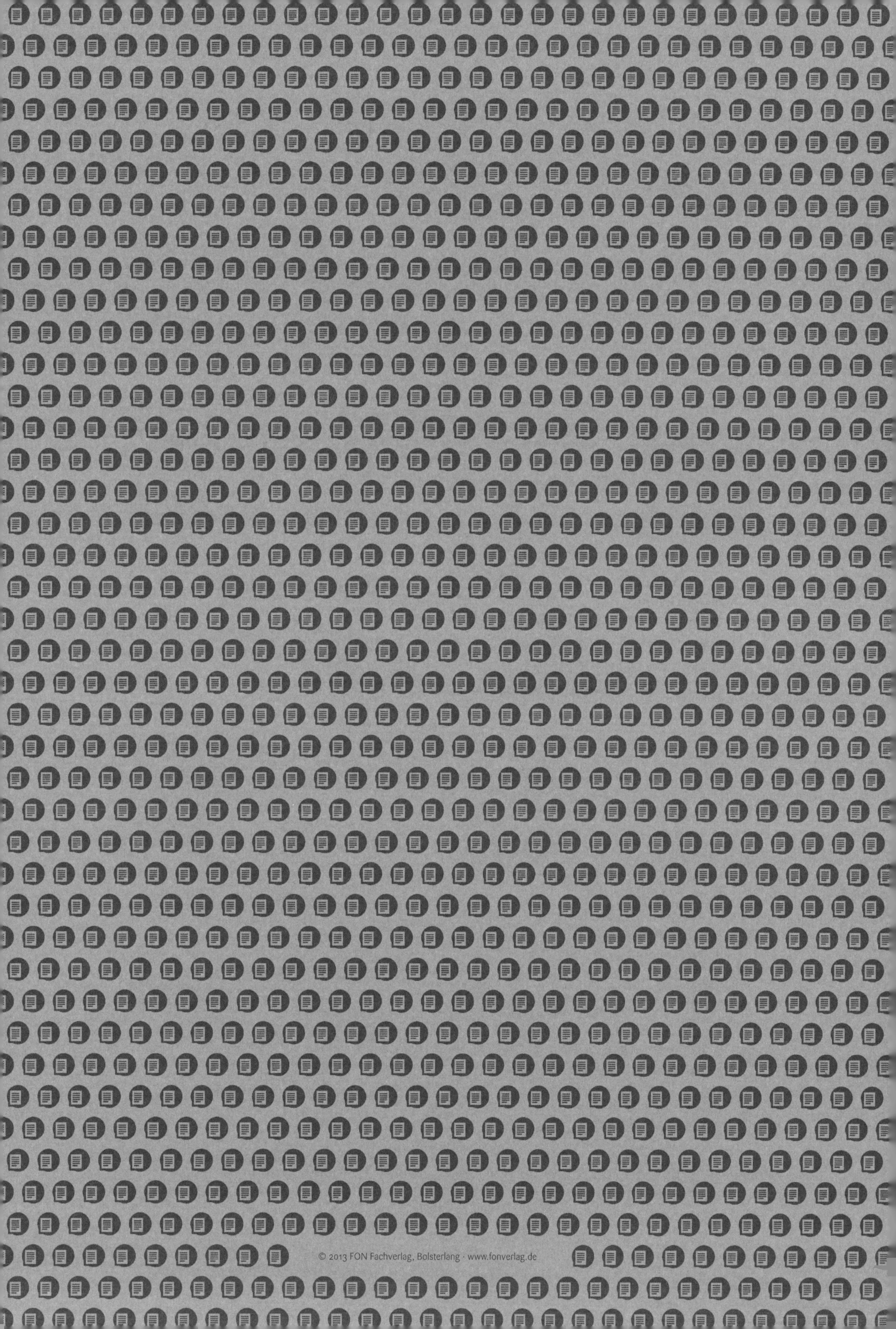

Was ist es?

Übungsanleitung

Bitte schneide die Kärtchen aus und lege sie verdeckt auf einen Stapel. Der Spieler, der an der Reihe ist dreht ein Kärtchen um, ohne, dass die anderen Mitspieler es sehen können. Nun dürfen die anderen Mitspieler Fragen stellen, z.B: „Ist es ein Tier?“ Es dürfen nur Fragen gestellt werden, die mit „ja“ oder „nein“ beantwortet werden können. Wer als erster erraten konnte, was auf dem Kärtchen zu sehen ist, darf das Kärtchen an sich nehmen und ist nun an der Reihe. Sieger ist, wer zum Schluss die meisten Kärtchen besitzt.

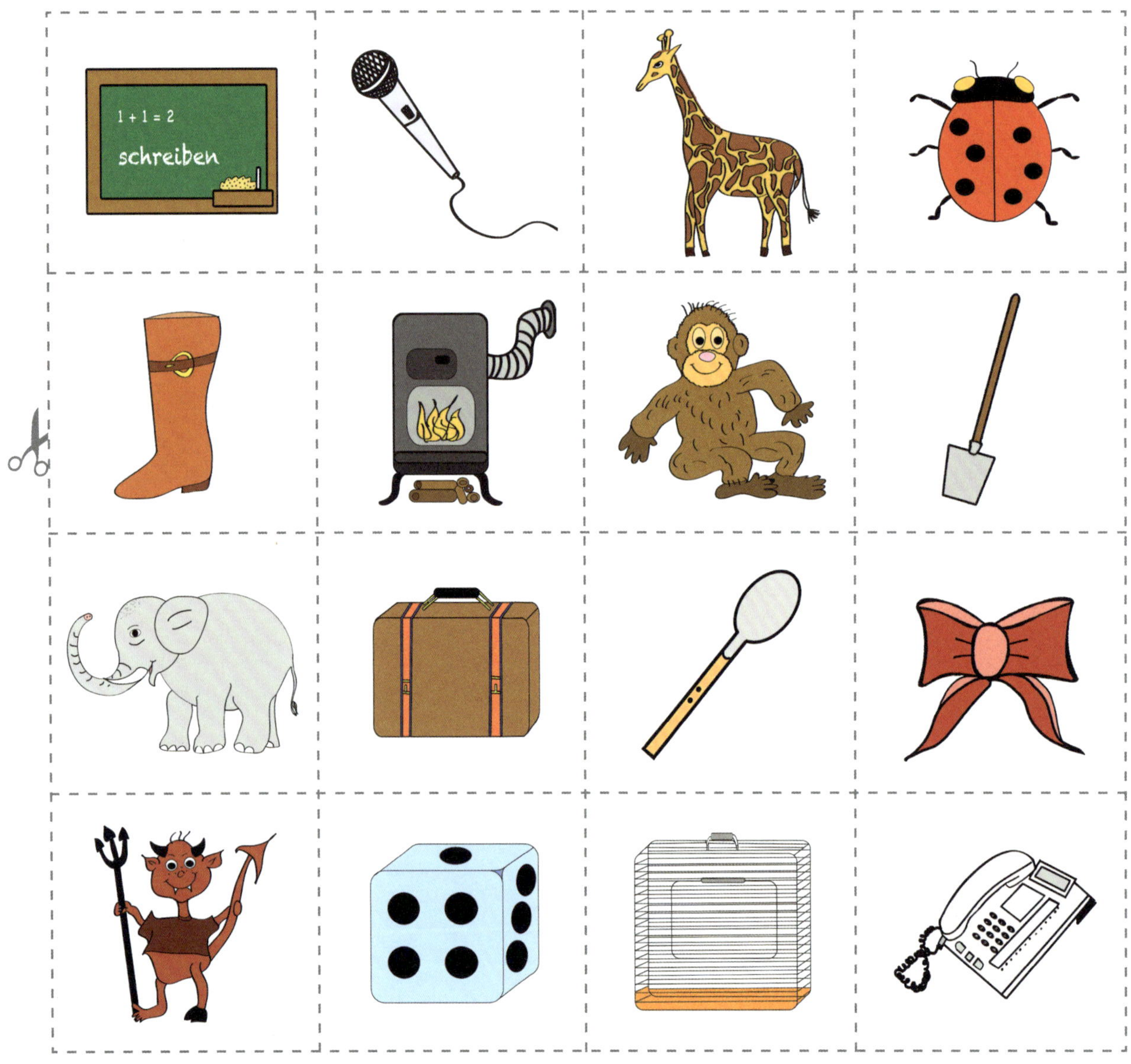

Übungsziel

Stabilisierung des Lautes **F** auf Wortebene im Inlaut.
Übungsworte: Tafel, Mikrofon, Giraffe, Käfer, Stiefel, Ofen, Affe, Schaufel, Elefant, Koffer, Löffel, Schleife, Teufel, Würfel, Käfig, Telefon

Verdeckt!

Übungsanleitung

Schneide oder falte ein Stück Papier zu einem Rechteck. Ein Mitspieler bekommt dieses Rechteck. Die anderen Mitspieler machen die Augen zu. Der Spieler der an der Reihe ist, legt nun das Rechteck und deckt eines der unten gezeigten Bilder ab und ruft „verdeckt". Nun dürfen die anderen die Augen wieder öffnen. Wer als erster errät, welches Bild verdeckt wurde, darf es benennen und bekommt einen Punkt. Sieger ist, wer am meisten Punkte hat.

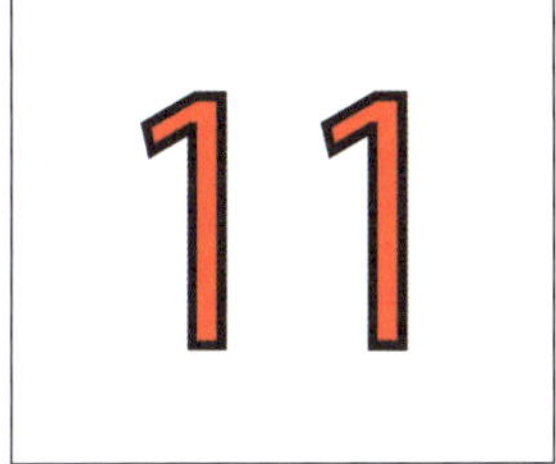

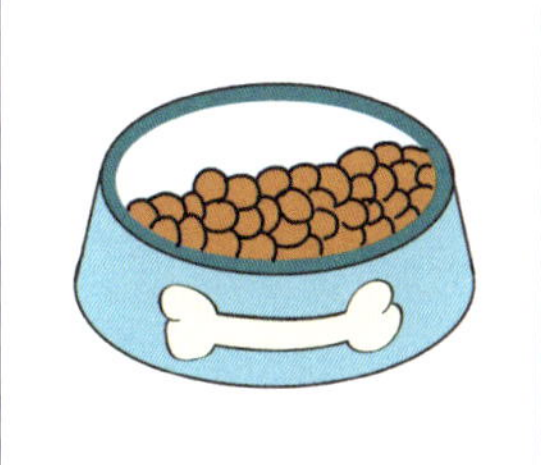
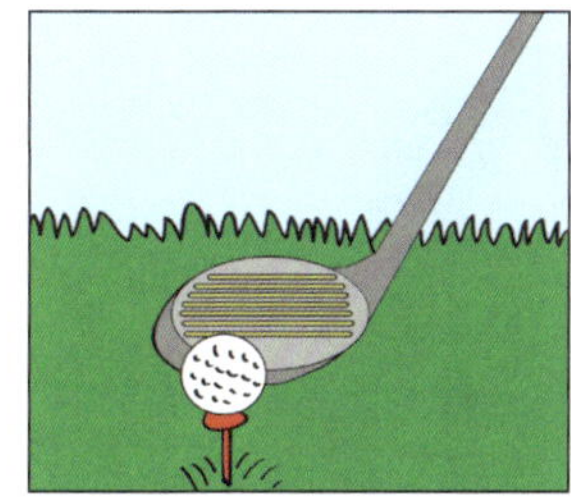
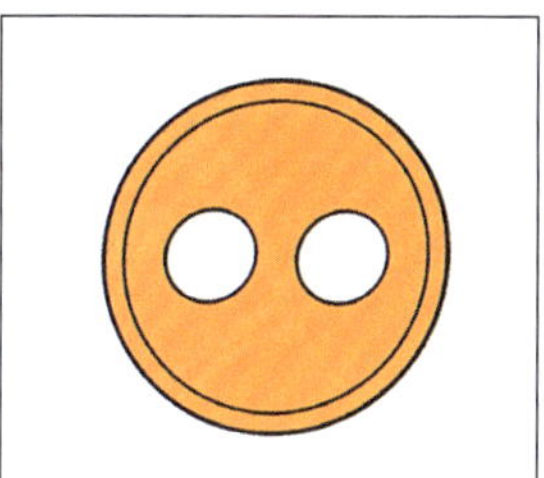
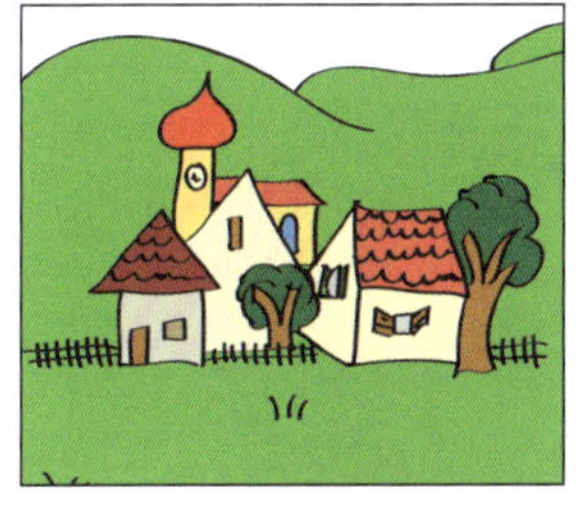
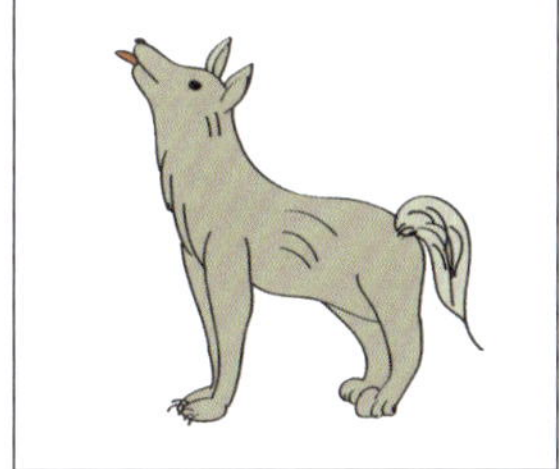
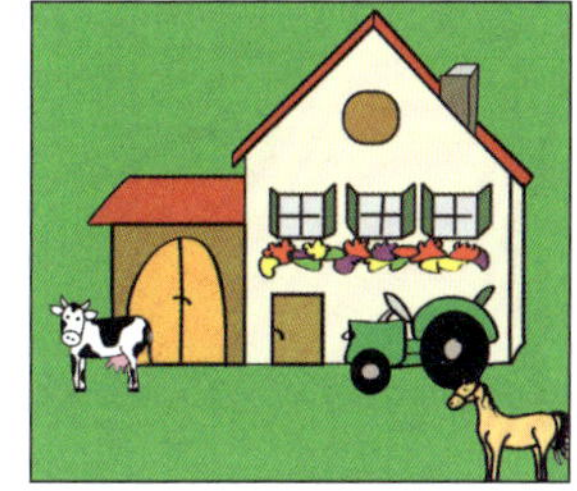

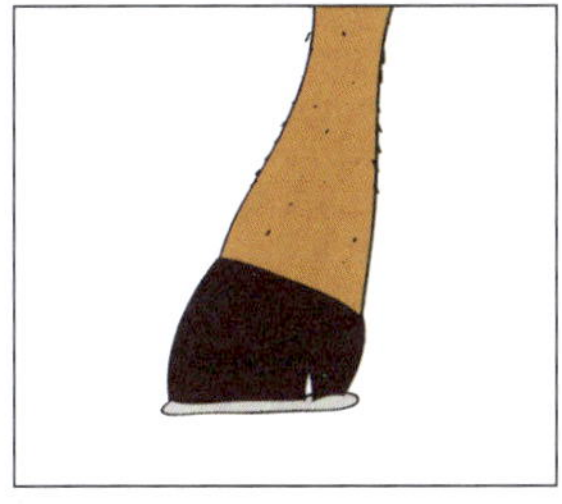
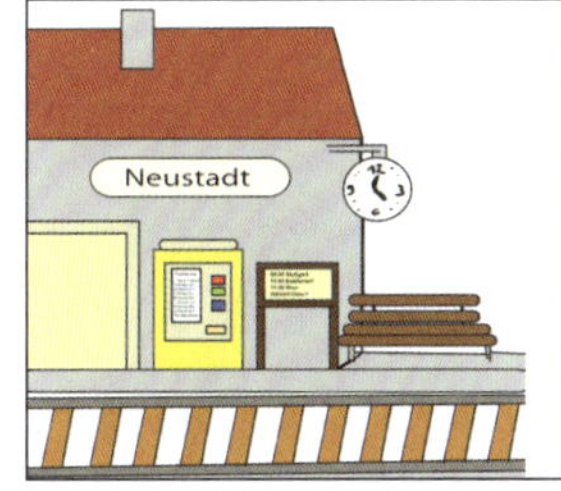

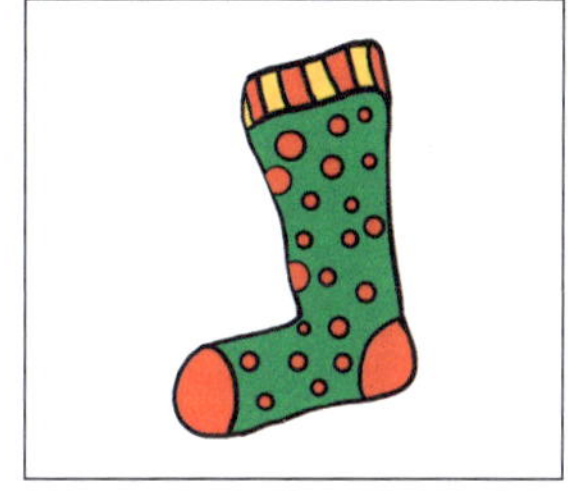
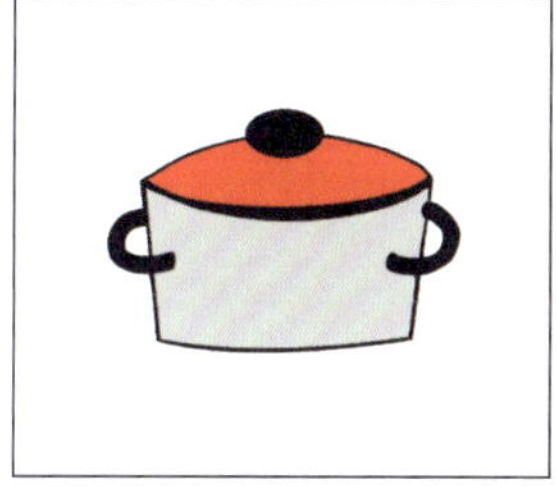
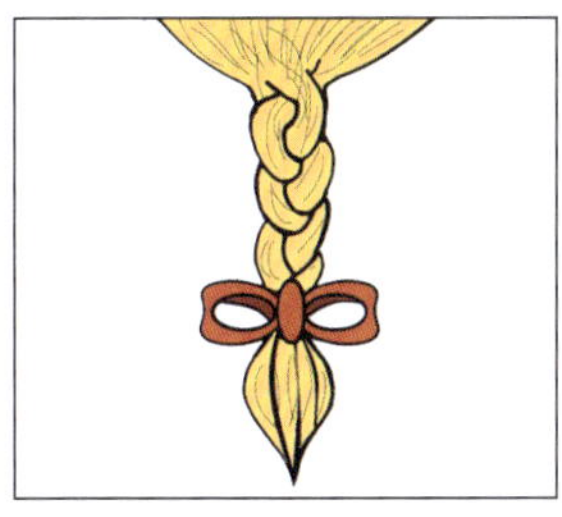
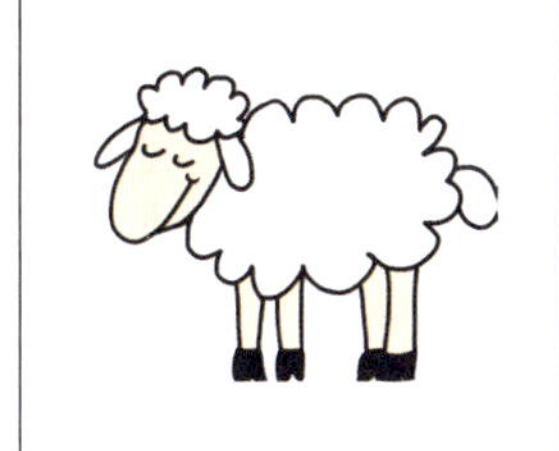
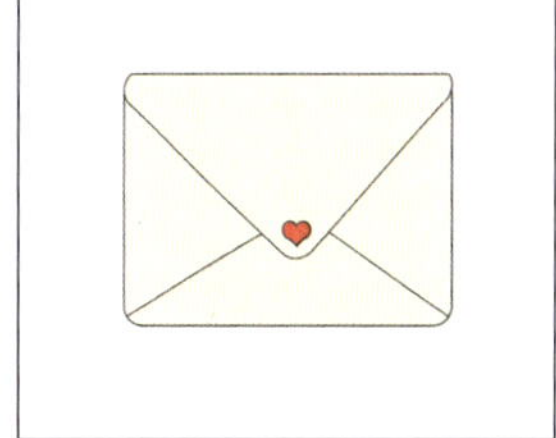
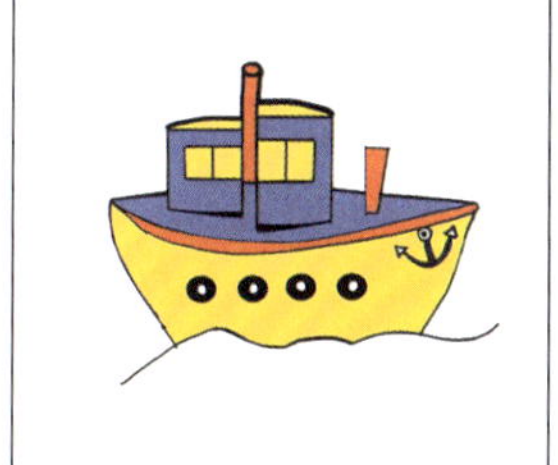

Übungsziel

Stabilisierung des Lautes **F** im Auslaut.
Übungsworte: elf, Napf, Golf, Knopf, Dorf, Wolf, Bauernhof, fünf, Huf, Bahnhof, Strumpf, Topf, Zopf, Schaf, Brief, Schiff.

Hü, das Pferd

Übungsanleitung

Das ist Hü, ein Pferd. Du darfst es anmalen.
Bitte sage dazu immer einen Satz, z.B. „Die Pferdeschnauze male ich rot an".

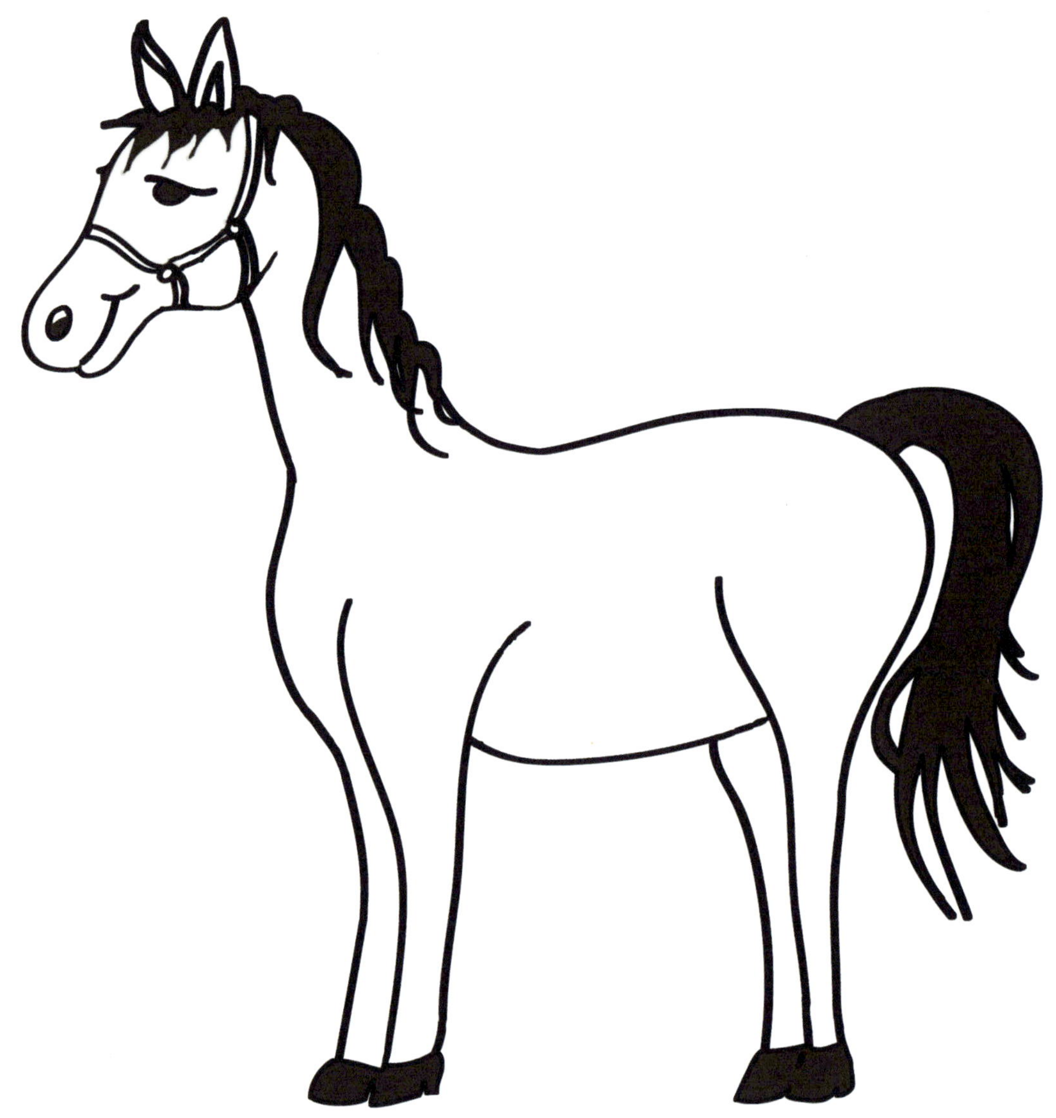

Übungsziel

Stabilisierung des Lautes F in der Konsonantenverbindung **„Pf"**.
Übungsworte: Pferdeschnauze, Pferdeschwanz, Pferdehuf, Pferdekopf, Pferdebein, etc.

Was fliegt?

Übungsanleitung

Ziehe einen Kreis um alle Dinge, die fliegen können und streiche die Dinge durch, die nicht fliegen können. Dabei sagst du immer einen Satz.
Z.B.: „Die Fledermaus kann fliegen“ oder „Die Flasche kann nicht fliegen“.

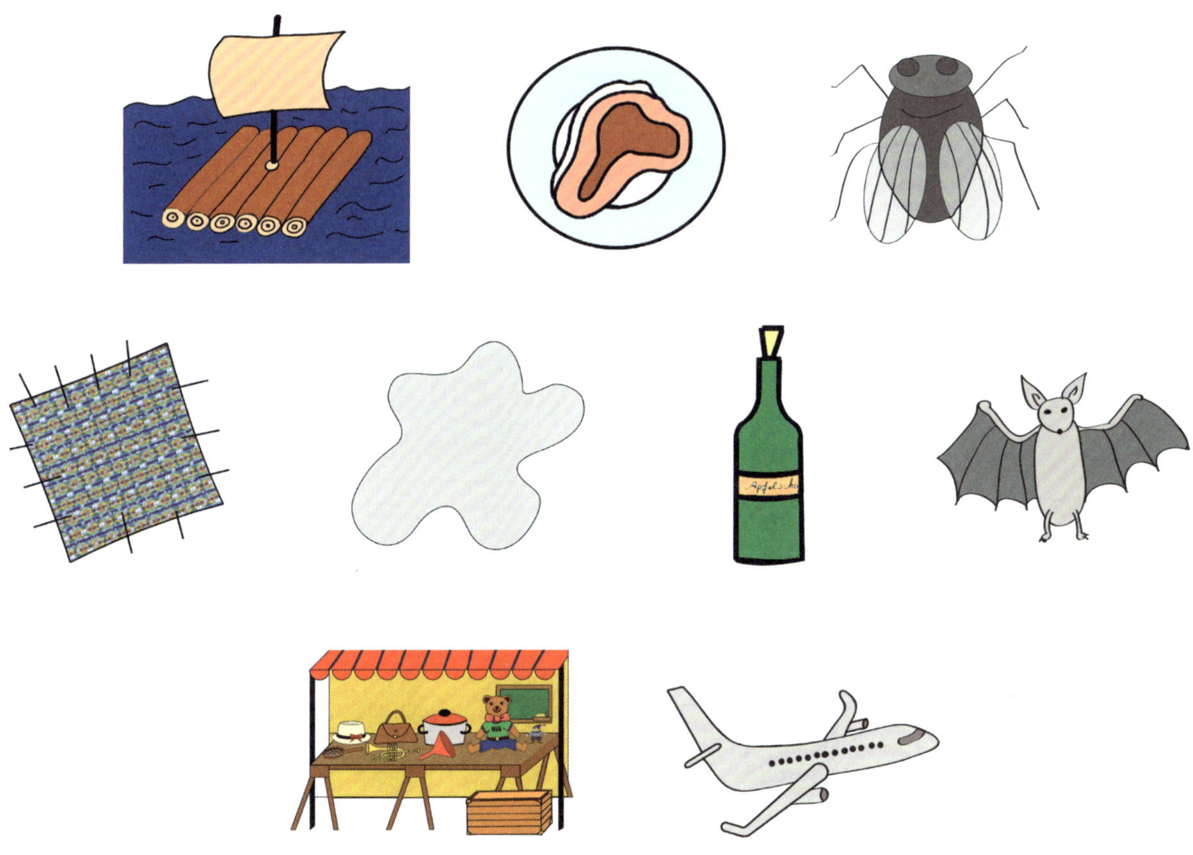

Übungsziel

Stabilisierung der Lautverbindung **„Fl“**.
Übungsworte: Floß, Fleisch, Fliege, Flicken, Fleck, Flasche, Fledermaus, Flohmarkt, Flugzeug.

Froh oder nicht froh?

Übungsanleitung

Ich frage dich nun, welche Dinge dich froh und welche dich nicht froh machen. Ich sage dir Begebenheiten und du rufst immer laut: froh oder nicht froh.
Der Spielleiter kann sich natürlich viele weitere Begebenheiten ausdenken.

Wenn ich etwas geschenkt bekomme, bin ich ...

Wenn mein Hase krank ist, bin ich ...

Wenn ich etwas verloren habe, bin ich ...

Wenn ich Geburtstag habe, bin ich ...

Wenn mit mir geschimpft wird, bin ich ...

Wenn man mich lobt, bin ich ...

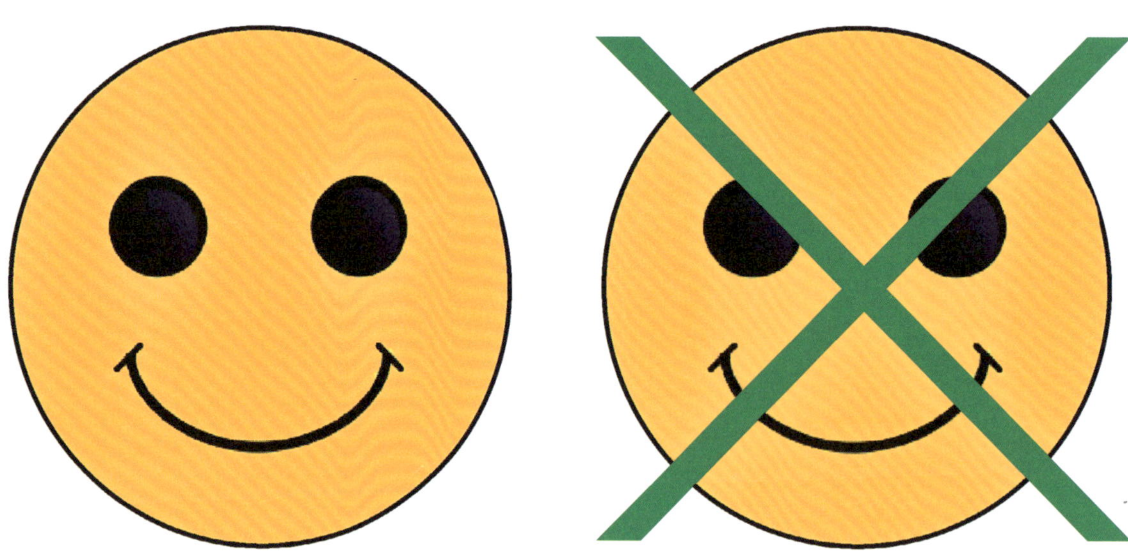

Übungsziel

Stabilisierung der Lautverbindung **„fr“**.

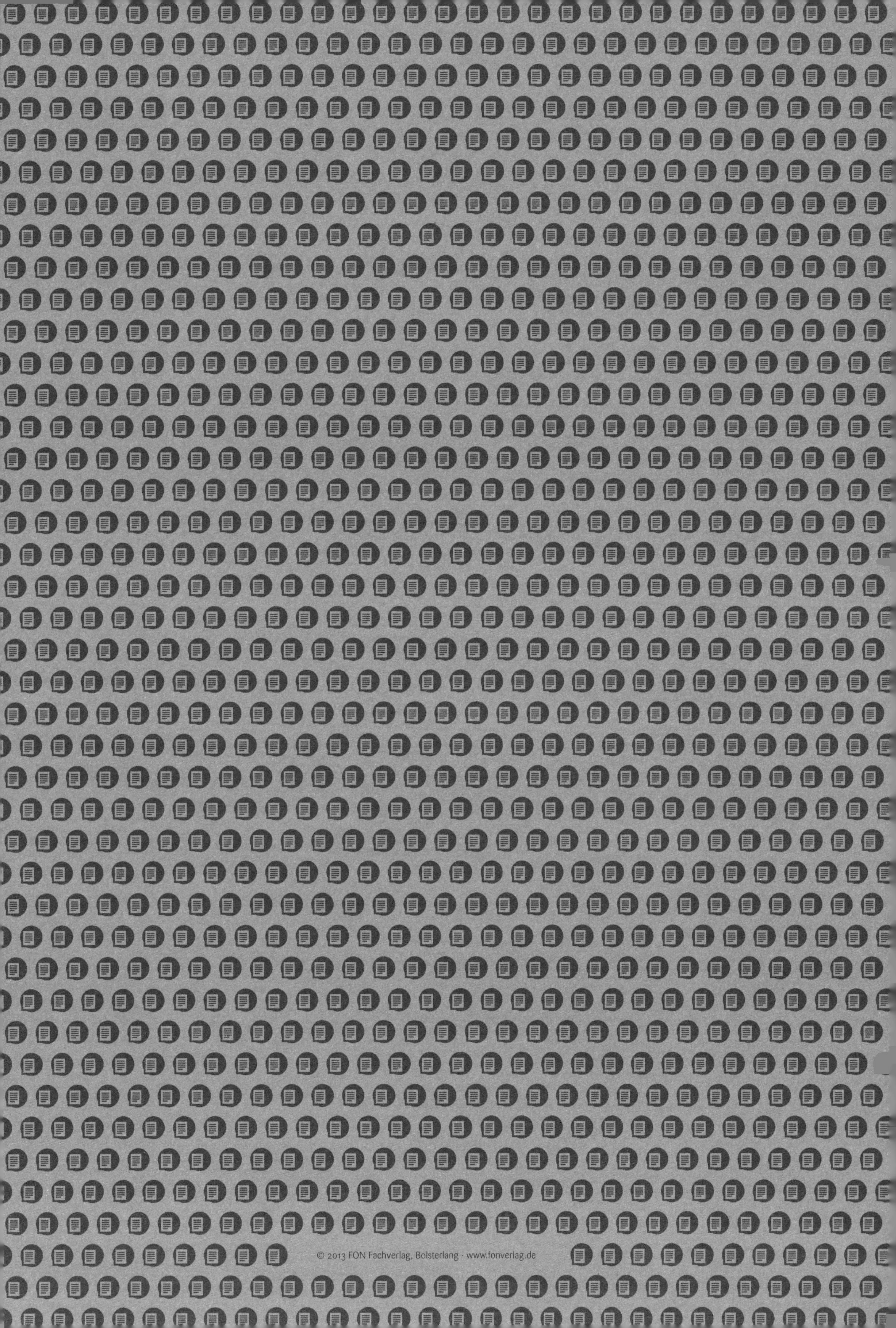

Es fehlt etwas!

Übungsanleitung

Die Kärtchen werden ausgeschnitten und offen auf den Tisch ausgelegt. Ein Mitspieler ist der Dieb, die anderen machen die Augen zu. Der Spieler der an der Reihe ist, nimmt nun ein Kärtchen, versteckt es hinter seinem Rücken und ruft „Es fehlt etwas". Nun dürfen die anderen die Augen wieder öffnen. Wer als erster errät, welches Kärtchen fehlt, darf es benennen und an sich nehmen. Sieger ist, wer am Ende, wenn alle Kärtchen verteilt sind, die meisten Kärtchen hat.

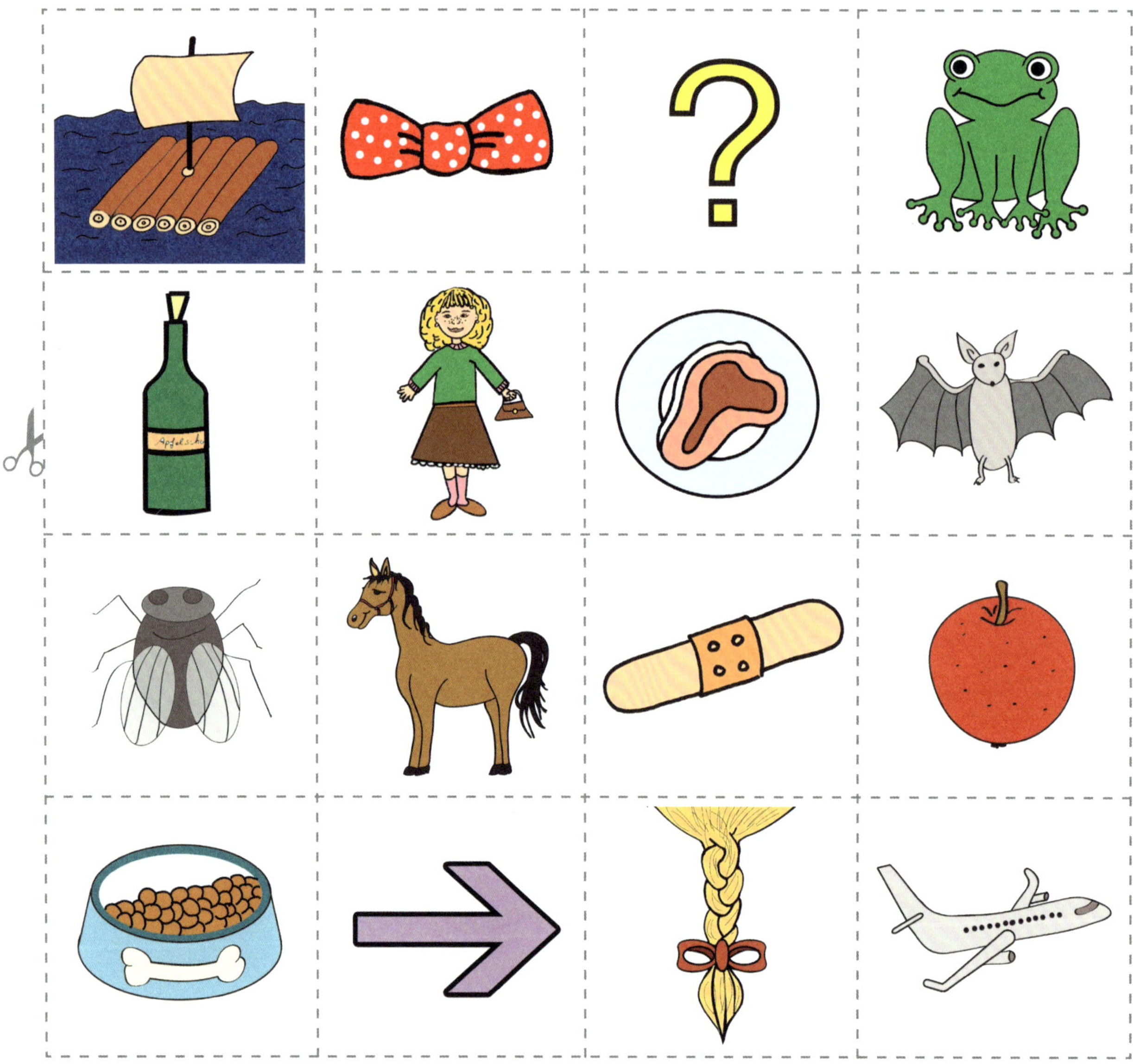

Übungsziel

Stabilisierung des Lautes **F** in Konsonantenverbindungen gemischt.
Übungsworte: Floß, Fliege, Fragezeichen, Frosch, Flasche, Frau, Fleisch, Fledermaus, Fliege, Pferd, Pflaster, Apfel, Napf, Pfeil, Zopf, Flugzeug

Papagei
F-Übungswörter

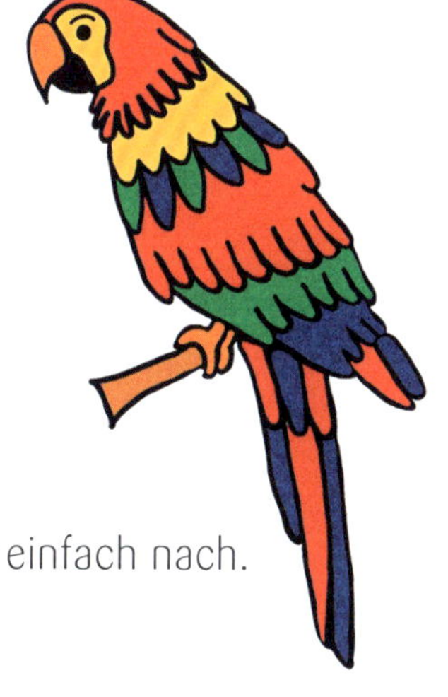

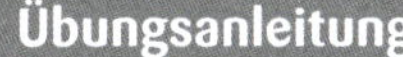

Übungsanleitung

Ich lese dir nun Wörter vor und du bist der Papagei und sprichst sie mir einfach nach.

Pf:

Pfad, Pfahl, Pfand, Pfanne, Pfarrer, Pfau, Pfeffer. Pfefferminze, Pfeife, Pfeil, Pfennig, Pferd, Pfiff, Pfingsten, Pfirsich, Pflanze, Pflaster, Pflaume, Pflege, Pflicht, Pflug, Pforte, Pfosten, Pfund, Pfütze.

Fl:

Flagge, Flamme, Flasche, Flaum, Fleck, Fledermaus, Flegel, Fleisch, Fleiß, Flieder, Fliege, Flieger, Fließband, Flocke, Floh, Floß, Flosse, Flöte, Fluch, Flucht, Flug, Flügel, Flugzeug, Flur, Fluss, Flüssigkeit, Flut

Fr:

Frachter, Frage, Franken, Frankreich, Franzosen, Fraß, Fratze, Frau, Frechdachs, Frechheit, Freiheit, Freitag, Fremde, Freude, Freund, Freundin, Freundschaft, Friede, Friedhof, Friseur, Frist, Frisur, Frosch, Frost, Frucht, Frühling, Frühstück

Übungsziel

Stabilisierung der Lautverbindung **Pf** und des Lautes **F** vor Konsonant.
Die Kinder sollen die Worte korrekt wiederholen.
Schulkinder können die Worte natürlich selbst lesen.

Am Fluss Suchbild

Übungsanleitung

Welche Dinge fehlen auf dem Bild unten?
Bitte antworte immer in einem ganzen Satz, z.B.: „Der Fuchs fehlt“ etc.

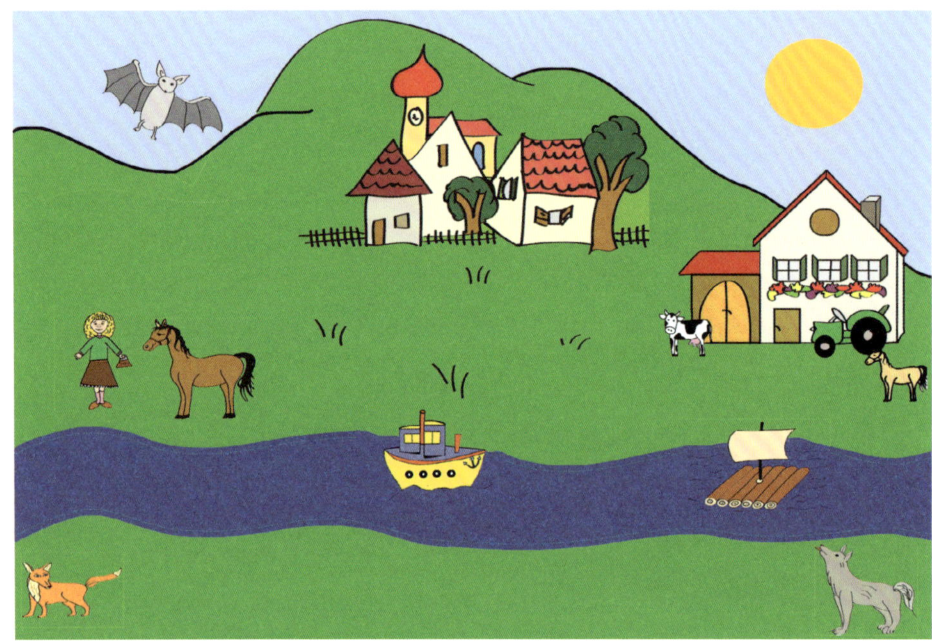

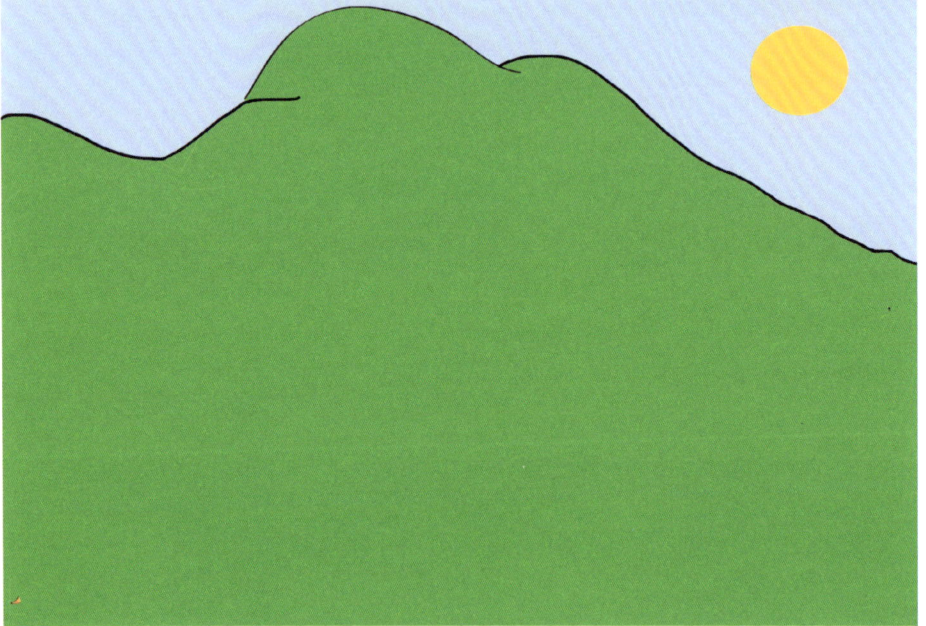

Übungsziel

Stabilisierung des Lautes **F** auf Satzebene.

Wer wohnt auf dem Bauernhof?

Übungsanleitung

Ich möchte von dir wissen welches Tier auf dem Bauernhof wohnt und welches nicht. Antworte bitte immer in einem ganzen Satz, z.B. „Der Frosch wohnt auf dem Bauernhof“ oder „die Giraffe wohnt nicht auf dem Bauernhof “.

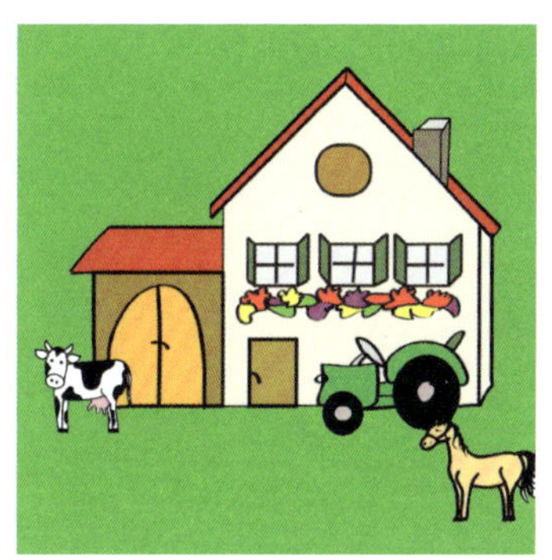

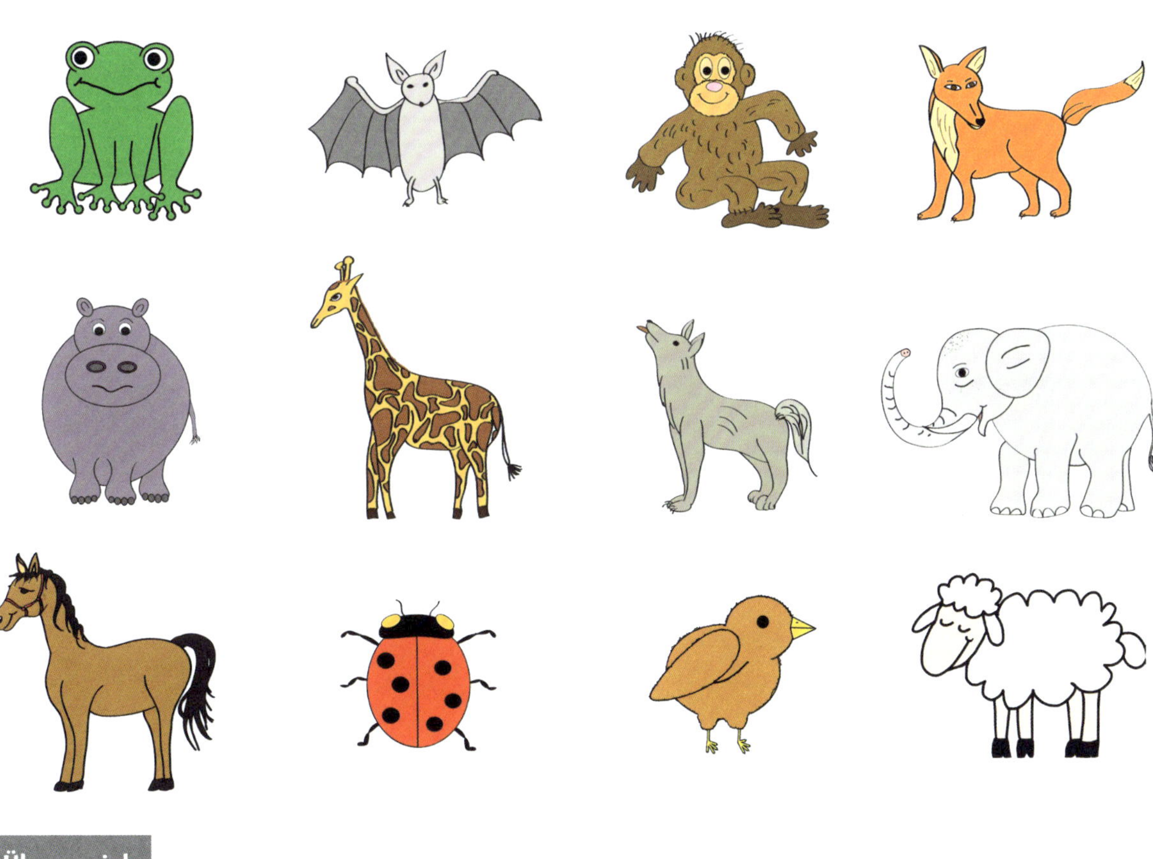

Übungsziel

Stabilisierung des Lautes **F** auf Satzebene.

Am Flohmarktstand
Erzählbild

Übungsanleitung

Fiff verkauft heute viele Sachen auf dem Flohmarkt.
Erzähle doch einmal was Fiff so alles verkauft.
Sage dabei bitte immer einen ganzen Satz, z.B. „Fiff verkauft einen Fotoapparat“.

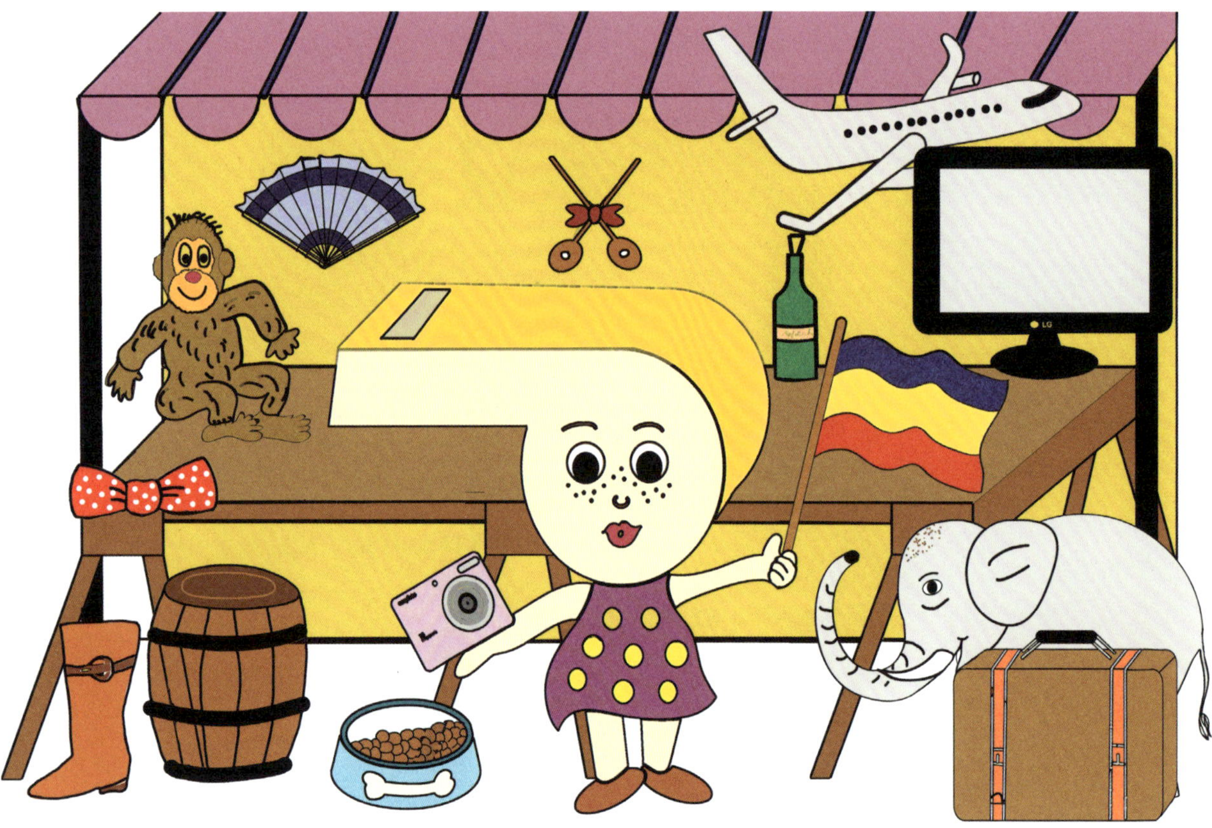

Übungsziel

Ziel dieser Übung ist die Lautstabilisierung **F** auf Satzebene.

Fußballturnier der F-Jugend

Übungsanleitung

Bilde Sätze aus den Bildern unten z.B. „Der Fußballspieler verletzte sich und brauchte ein Pflaster". Du darfst dir gerne auch Quatschsätze aufsdenken.

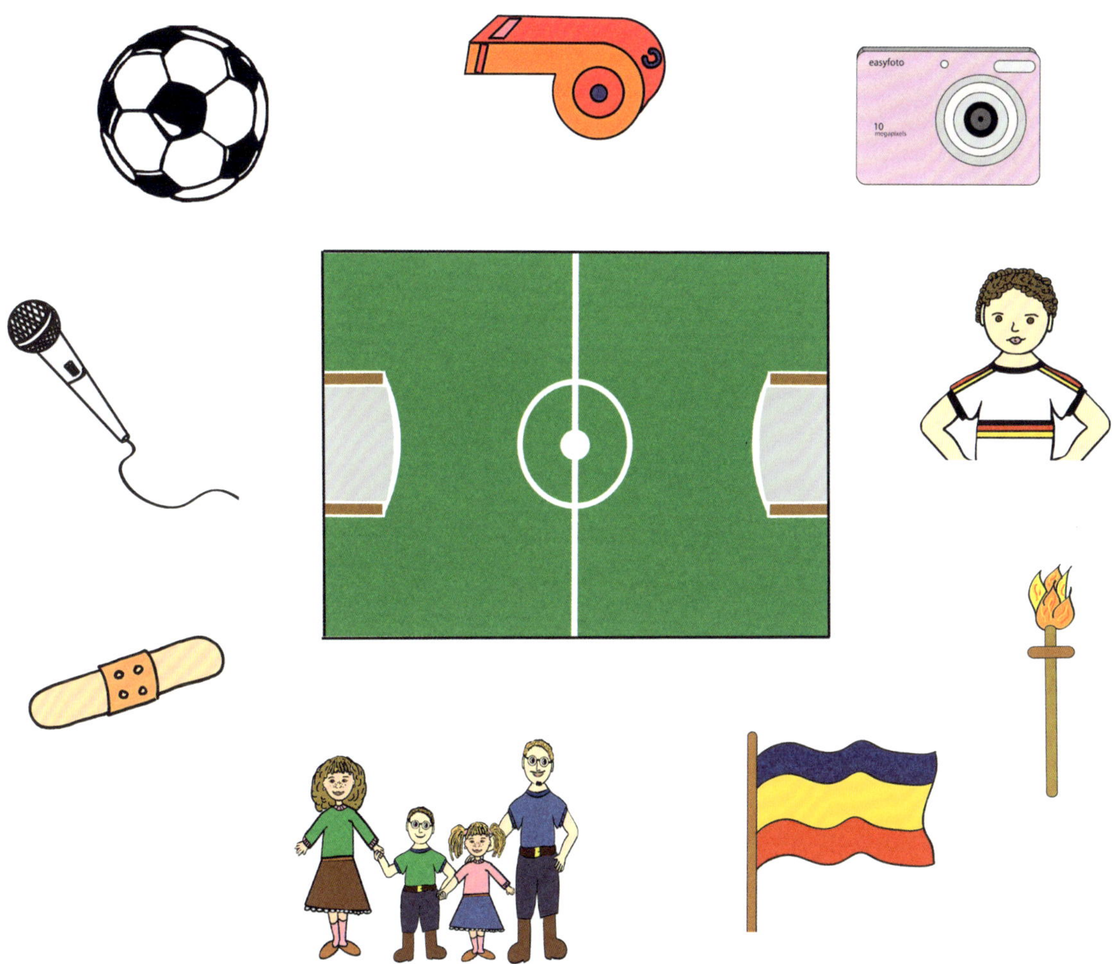

Übungsziel

Stabilisierung des Lautes **F** auf Satzebene.
Sie können sich natürlich zahlreiche weitere Worte ausdenken.
Übungsworte: Fußballfeld, Fußball, Pfeife, Fotoapparat, Fußballspieler, Fackel, Fahne, Familie, Pflaster, Mikrofon

Papagei Übungssätze

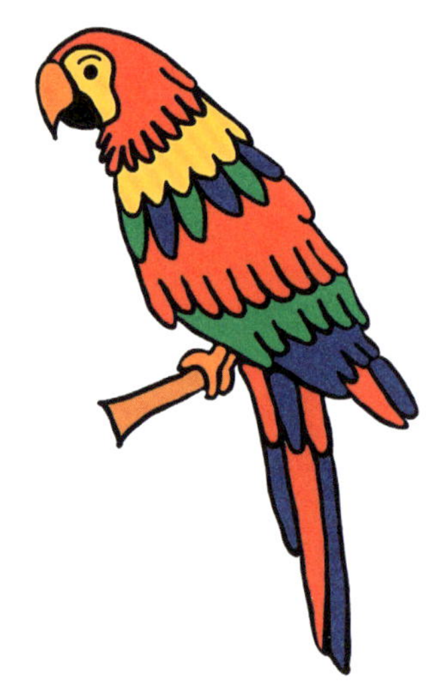

Übungsanleitung

Ich lese dir nun wieder Wörter vor und du bist der Papagei und sprichst sie mir einfach nach.

Der dicke dumme Töffel
trug den dünnen dummen Töffel
durch den Torfdreck durch.

Der Flugplatzspatz
nahm auf dem Flugplatz platz.
Auf dem Flugplatz
nahm der Flugplatzspatz platz.

Der froschforschende
Froschforscher forscht
in der froschforschenden
Froschforschung.

Fischers frisch frisierter
Fritze frisst frisch frittierte
Frisch-Fisch-Frikadellen.

Fischers Fritze fischte frische
Fische, frische Fische fischte
Fischers Fritze.

Fischfrevler Franz fing frech vorm
Flussfall fette Fünffingerfische.

Mischwasserfischer heißen
Mischwasserfischer,
weil Mischwasserfischer
im Mischwasser
Mischwasserfische fischen.

Unter einer Fichtenwurzel hörte
ich einen Wichtel furzen.

Wenn Fliegen hinter Fliegen fliegen,
fliegen Fliegen Fliegen nach.

Übungsziel

Stabilisierung des Lautes **F** auf Satzebene. Die Kinder sollen die Sätze korrekt wiederholen. Schulkinder können die Worte natürlich selbst lesen.

F-Verschen

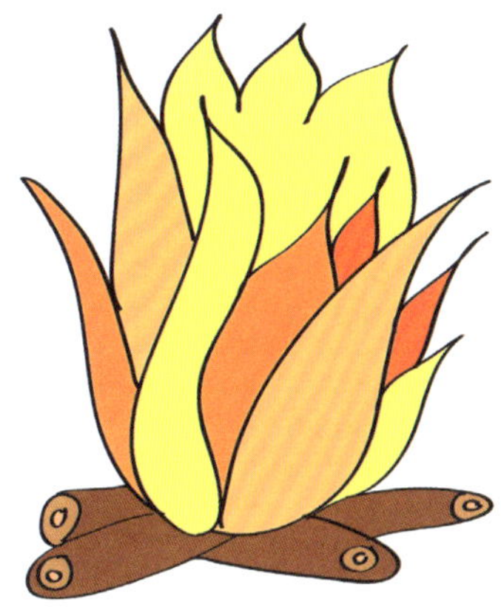

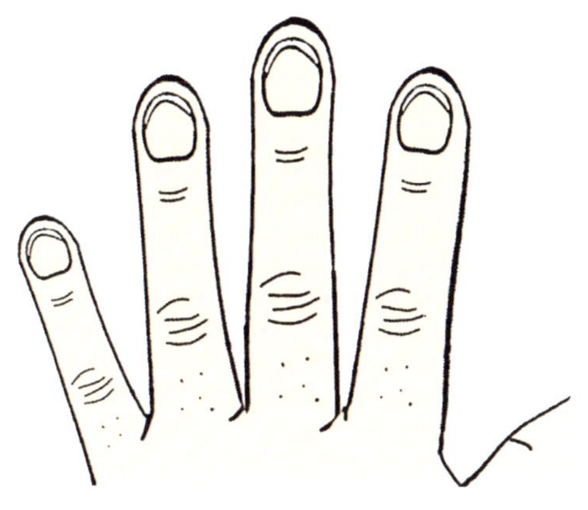

Funkenfeuer

Die Flammen flackern
wild im Wind,
Funken spuckt das Feuer,
halt dich lieber fern mein Kind,
das ist mir nicht geheuer.

Eisfinger

Draußen schneit es
dicke Flocken.
Kalte Füße, nasse Socken.
ich war heut viel zu lang
im Schnee,
jetzt tun mir die Finger weh.

Übungsziel

Stabilisierung des Lautes **F** auf Textebene.

F-Gedicht

Fink und Frosch

Im Apfelbaume pfeift der Fink
Sein: pinkepink!
Ein Laubfrosch klettert mühsam nach
Bis auf des Baumes Blätterdach
Und bläht sich auf und quackt: »Ja, ja!
Herr Nachbar, ick bin och noch da!«
Und wie der Vogel frisch und süß
Sein Frühlingslied erklingen ließ,
Gleich muss der Frosch in rauhen Tönen
Den Schusterbass dazwischen dröhnen.
»Juchheija, heija!« spricht der Fink.
»Fort flieg ich flink!«
Und schwingt sich in die Lüfte hoch.
»Wat!« ruft der Frosch, »dat kann ick och!«
Macht einen ungeschickten Satz,
fällt auf den harten Gartenplatz,
Ist platt, wie man die Kuchen backt,
Und hat für ewig ausgequackt.
Wenn einer, der mit Mühe kaum
geklettert ist auf einen Baum,
schon meint, dass er ein Vogel wär,
So irrt sich der.

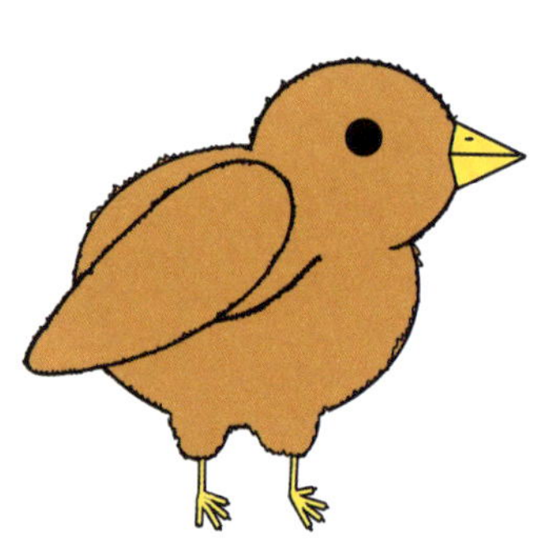

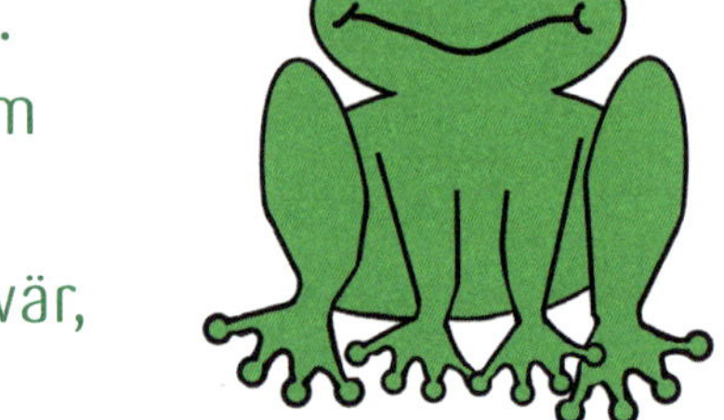

Wilhelm Busch

Übungsziel

Stabilisierung des Lautes **F** auf Textebene.

F-Lesetext

Übungsanleitung

Diese Übung eignet sich nur für Schulkinder. Die Kinder lesen den Text und der Spielleiter achtet auf die korrekte Lautbildung jedes einzelnen **F**-Lautes.

Felix die Fledermaus

Die Tage verbringt Felix fast immer vor dem Fenster der verlassenen Festung. Hier schaut er verträumt in die Ferne hinaus, sieht Felder und Felsen und auch einen Fluss. Doch fortgehen darf Felix nicht, denn Vater Frank hat ihm furchtbar viele Verbote erteilt.
Doch kaum hat die Nacht die Dunkelheit befreit, ist es für Felix soweit, denn Felix ist eine Fledermaus, und so flattert sie voller Freude in die Nacht hinaus. Mit frechem Flügelschlag fliegt sie fort und hofft Futter zu finden. Mit viel Phantasie sucht sie in den Rinden von Linden und hinter jedem Farn. Doch heute traf sie nur ihren Nachbarn, das Flusspferd Fritz, das sonst immer in seinem verlassenen Schiff schwitzt und nur selten an der Festung sitzt. ‚‘Fritz mein Freund was machst du hier?“ fragte Felix voller Wissbegier. Woraufhin Fritz erwiderte ‚‘In meinem Schiff, nicht weit vom Riff, ist es kalt und feucht, deshalb dachte ich, ich ziehe zu euch in die Festung“. Von fortan war Felix nicht mehr so einsam, denn die Tage verbrachten sie nun gemeinsam.

Text: Maximilian Köper

Übungsziel

Stabilisierung des Lautes **F** auf Textebene.

Der Ausflug

Übungsanleitung

Reihum darf jeder Spieler einen Gegenstand mit zu einem Ausflug nehmen. Bedingung ist, dass dieser Gegenstand ein **F** im Namen enthält. Alle Mitspieler sitzen im Kreis.
Einer beginnt zum Beispiel mit dem Satz: „Ich nehme einen Füller mit zum Ausflug“.
Der nächste Spieler wiederholt den Satz und fügt etwas hinzu: „Ich nehme einen Füller und ein Feuerzeug mit zum Ausflug“. Sagt ein Spieler etwas Falsches oder kommt nicht weiter, scheidet er aus. Sieger ist der Spieler, der als letzter im Rennen geblieben ist.

Neustadt
Ticketpreise
1 Zone 1 Euro
2 Zonen 2 €
4 Zonen 4 €
5 Zonen 5 €
6 Zonen 6 €
7 Zonen 7 €
8 Zonen 8 €
9 Zonen 9 €
Sonderpreise
09:00 Stuttgart
10:00 Bolsterlanf
11:00 Wien
Abfahrt Gleis 1

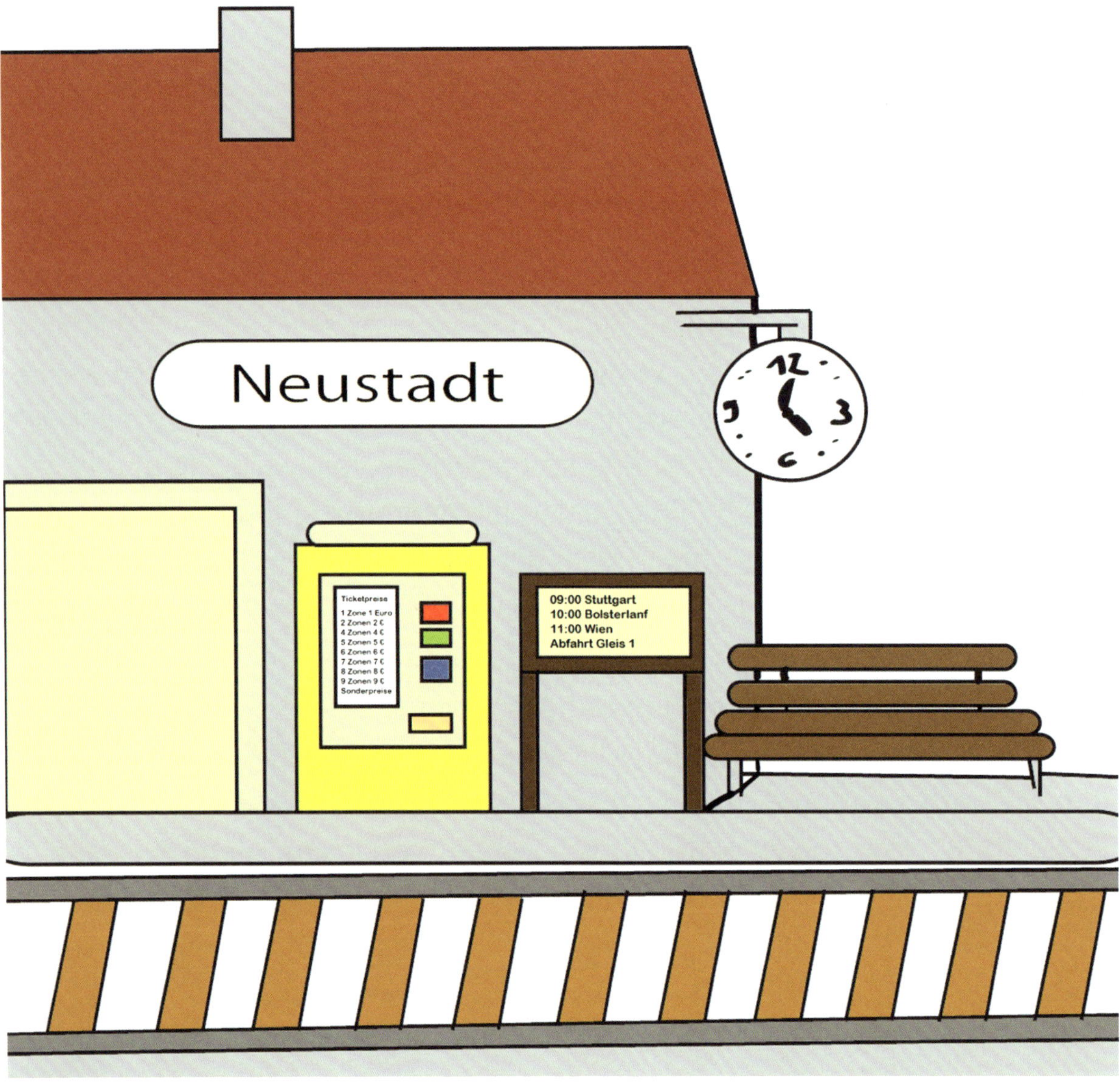

Übungsziel

Stabilisierung des Lautes **F** in der gelenkten Rede.

Fiff erzählt eine Geschichte

Übungsanleitung

Ich lese dir nun eine Geschichte vor, dann erzählst du sie mir.
Dabei achtest du auf jedes **F**. Ich schnipse, wenn ich einen Fehler höre.

Hinweis:

Die Spontansprache sollte niemals korrigiert werden, da dies einen Verlust der Sprechfreude zur Folge haben kann. Wenn aber bei einem bestimmten Spiel oder einer Übung die Korrektur mit dem Kind vereinbart wurde, ist dies kein Problem.

Übungsvarianten:

1. Das Kind denkt sich eine Geschichte aus und achtet dabei auf die **F**-Bildung.
2. Es wird ein bestimmter Zeitrahmen bestimmt, z.B. beim Frühstück oder auf dem Weg in den Kindergarten/die Schule, in dem das Kind auf die **F**-Bildung achtet.

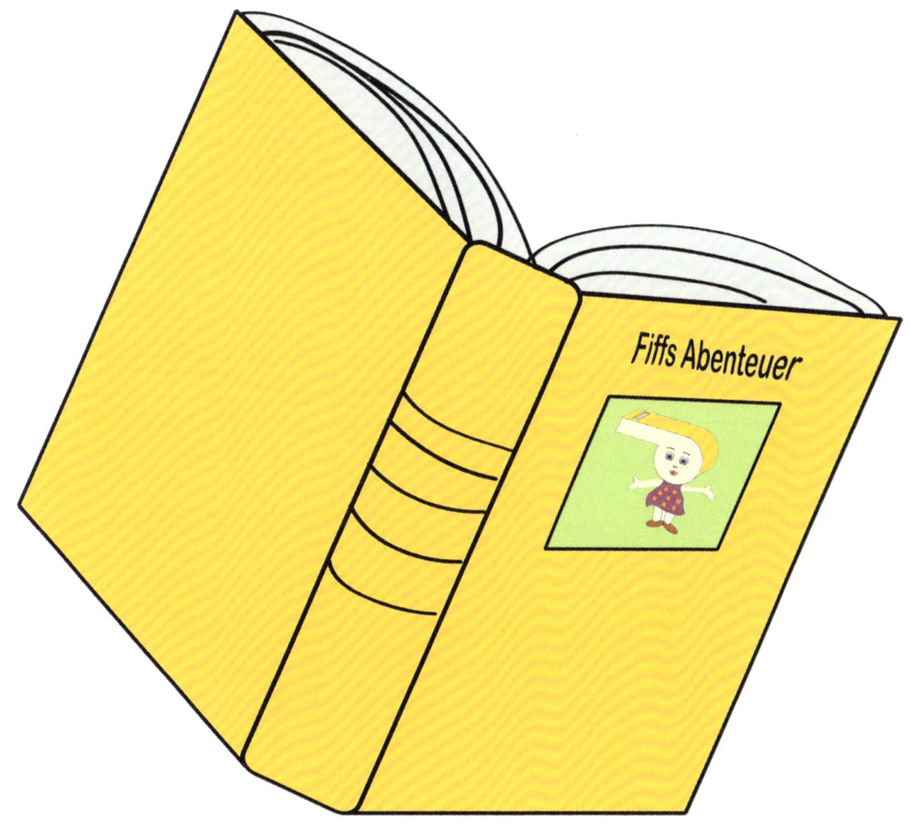

Übungsziel

Transfer des Lautes **F** in die Spontansprache.

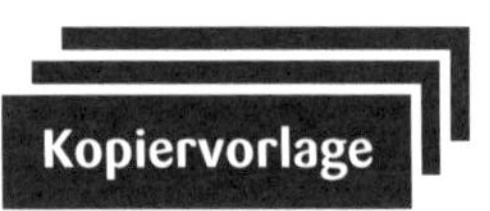

Übungsaufgabe für Zuhause
Das ist Fiff, die heiserer Trillerpfeife

Übungsanleitung

Das ist Fiff, die heisere Trillerpfeife, da sie eine Erkältung hat, kommt nur ein **F** wenn sie pfeift **„ffff“**.

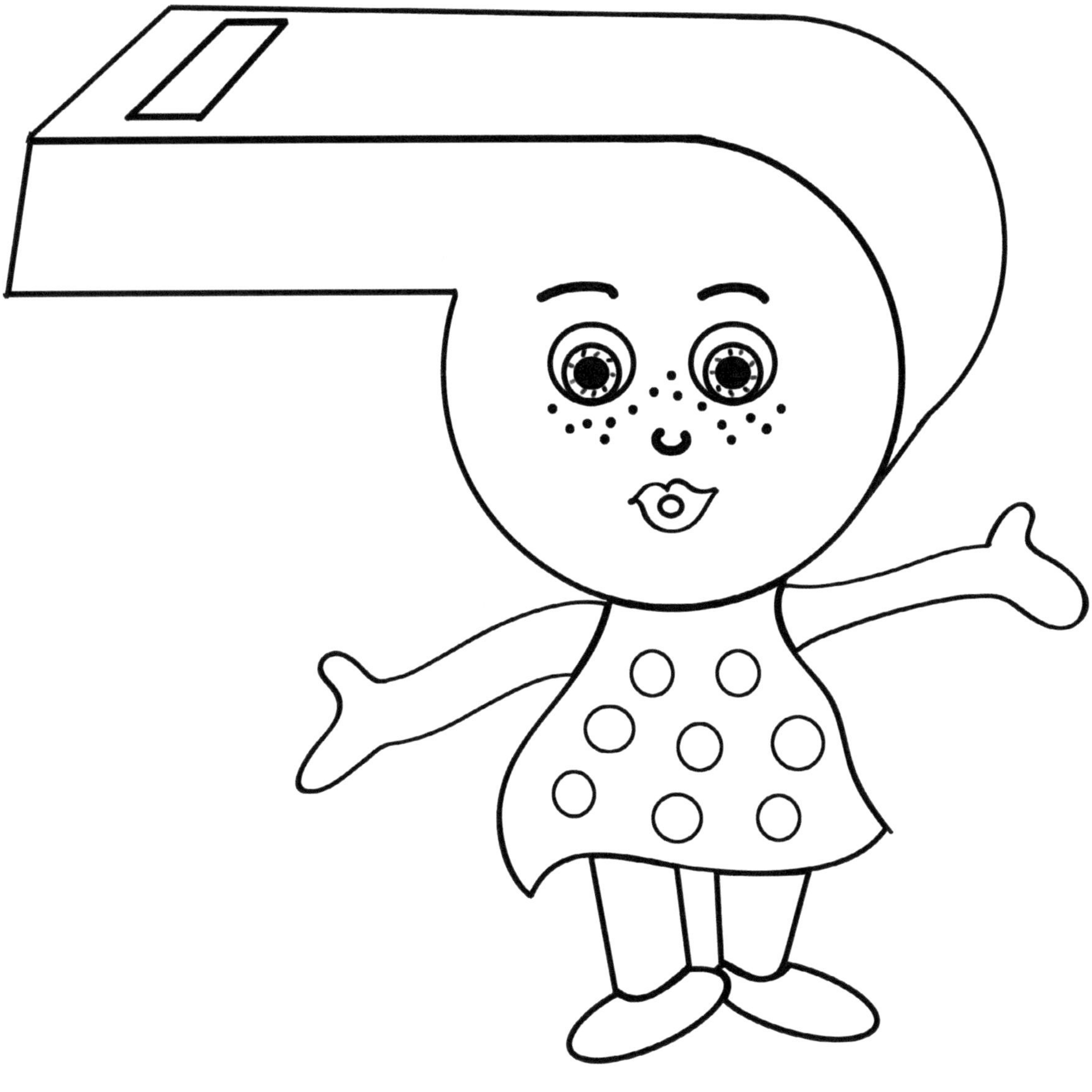

Übungsziel

Kennenlernen des Lautes **F**
Lautebene: **F** · Silbenebene: **Fiff** · Wortebene: **Pfeife**

Übungsaufgabe für Zuhause
Tore schießen

Übungsanleitung

Die F Jugend des FC-Frankfurt trainiert heute. Die Spieler haben 5 Übungstore, Tor A, Tor E, Tor I, Tor O und Tor U. Fiff darf auch auf jedes Tor schießen. Verbinde den Ball mit dem Tor und sage dabei immer die passende Silbe, also „fa“, „fe“, „fi“, „fo“ oder „fu“.

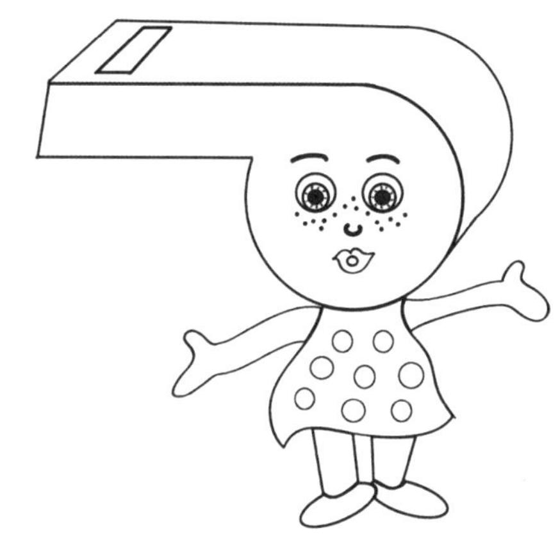

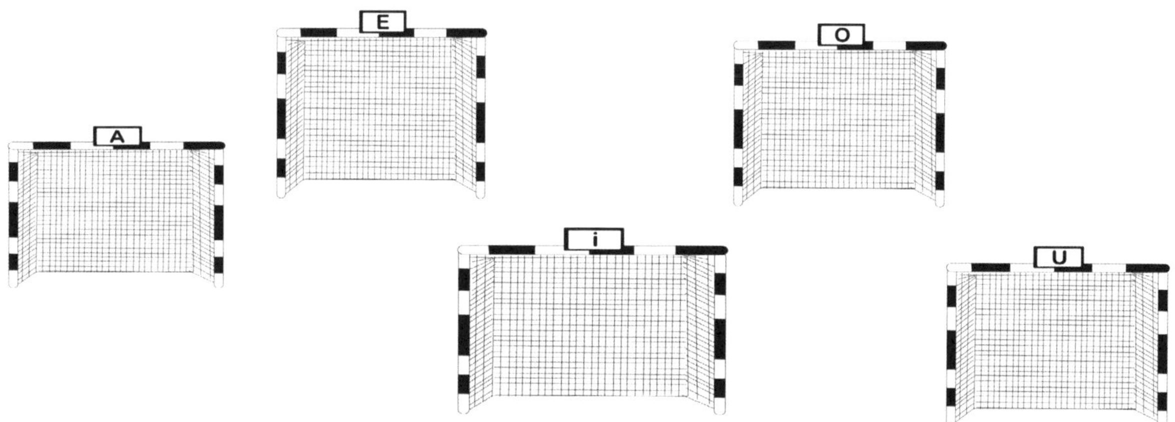

Übungsziel

Stabilisierung des Lautes **F** auf Silbenebene.

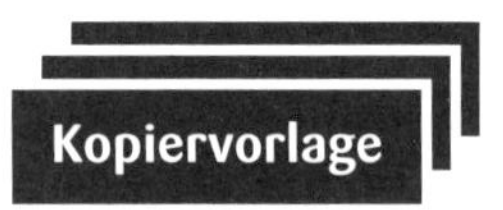

Übungsaufgabe für Zuhause
F-MEMO

Übungsanleitung

Bitte kopiere dieses Blatt und schneide die Kärtchen aus.
Dann kannst du Memo spielen, benenne dabei immer das Kärtchen, das du aufdeckst.

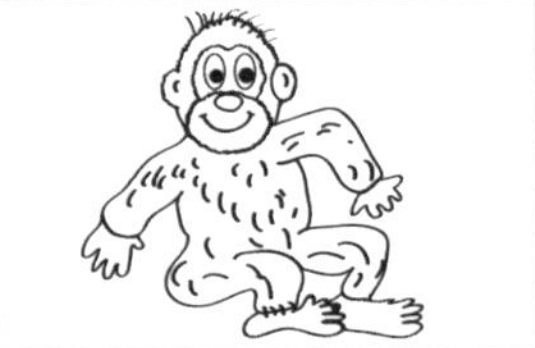

Affe	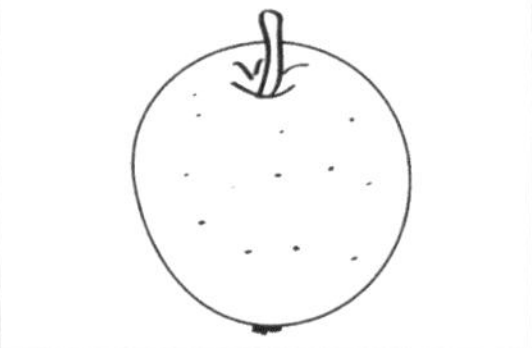 Apfel	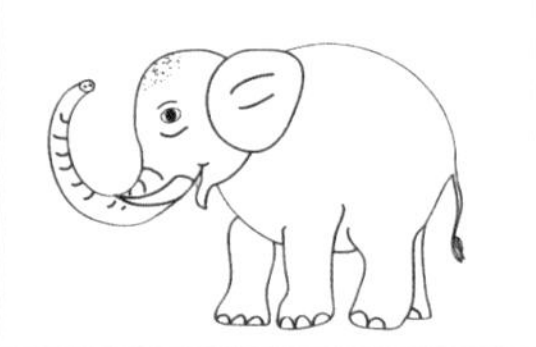 Elefant	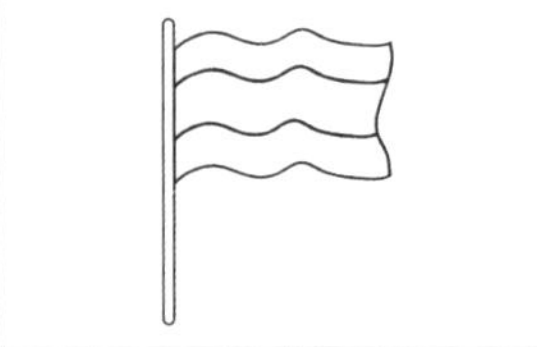 Fahne
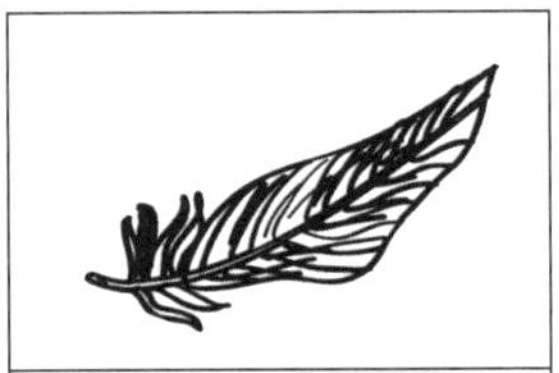 Feder	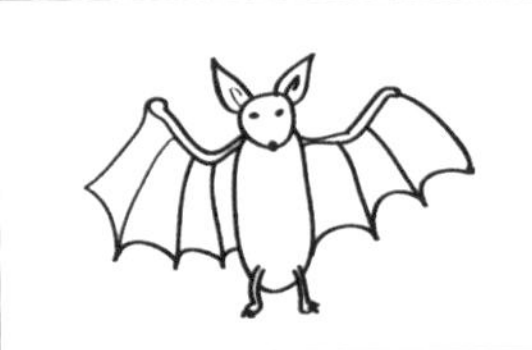 Fledermaus	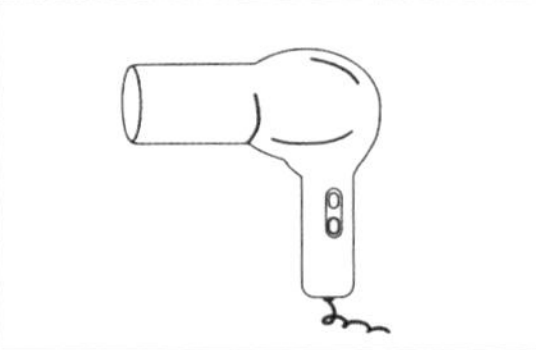 Fön	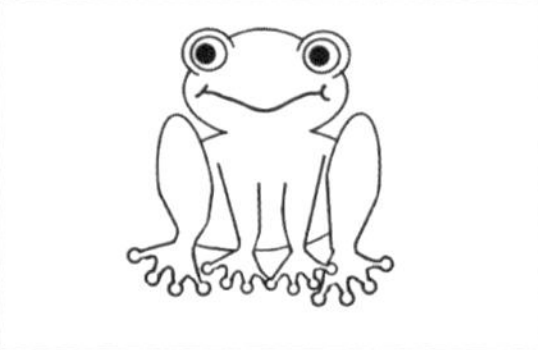 Frosch
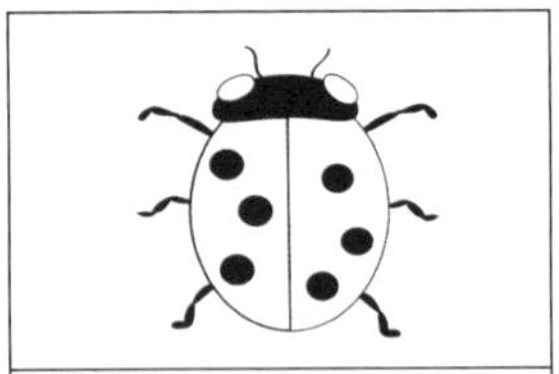 Käfer	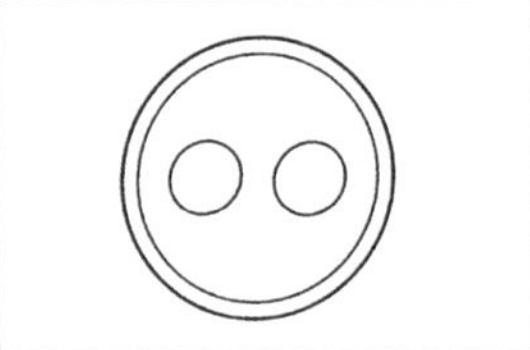 Knopf	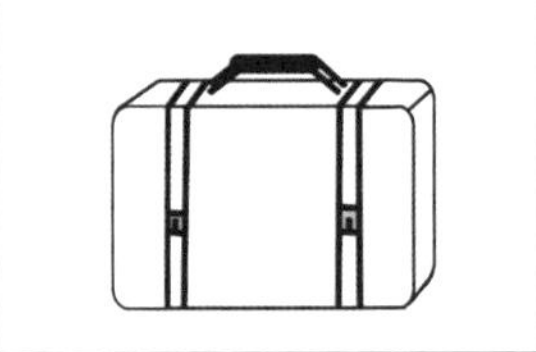 Koffer	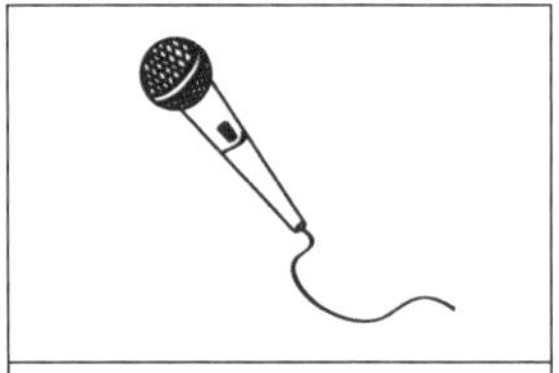 Mikrofon
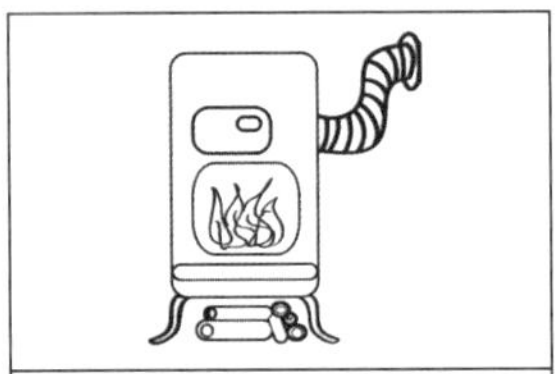 Ofen	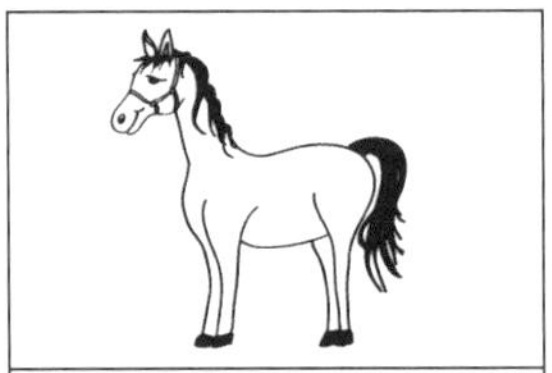 Pferd	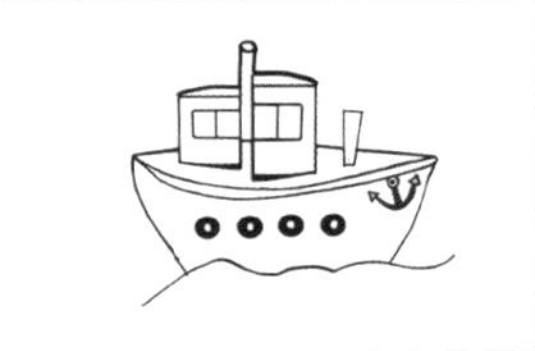 Schiff	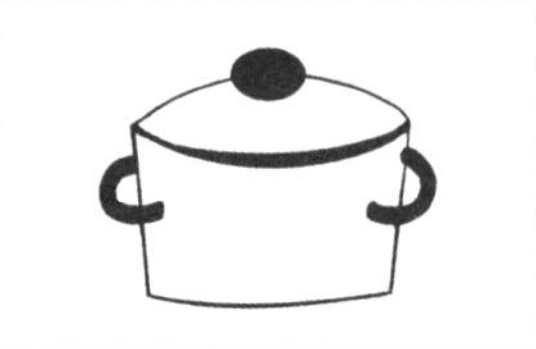 Topf

Übungsziel

Stabilisierung des Lautes **F** auf Wortebene.